# DEIN KÖRPERNAVIGATOR
## ZUM BESTEN ESSEN ALLER ZEITEN

DIPL. OEC. TROPH. UWE KNOP

# DEIN KÖRPERNAVIGATOR

## ZUM BESTEN ESSEN ALLER ZEITEN

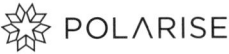 POLARISE

© 2019 Polarise
Ein Imprint der dpunkt.verlag GmbH
Wieblinger Weg 17
69123 Heidelberg
www.polarise.de

1. Auflage 2019
Autor: Uwe Knop
Lektorat: Martin Wohlrab
Copy–Editing: Irina Sehling
Covergestaltung: Julia Geiser
Foto auf Klappe: © BoD Books on Demand

Printed in Germany

ISBN (Buch) 978-3-947619-23-8
ISBN (PDF) 978-3-947619-24-5
ISBN (ePub) 978-3-947619-25-2
ISBN (Mobi) 978-3-947619-26-9

Bibliografische Information der Deutschen Nationalbibliothek: Die Deutsche Nationalbibliothek verzeichnet diese Publikation in der Deutschen Nationalbibliografie;
detaillierte bibliografische Daten sind über https://dnb.d–nb.de abrufbar.

# Vorabhinweis

Dieses Buch und damit die individuelle Anleitung zum besten Essen aller Zeiten richtet sich an psychosomatisch **gesunde** Menschen, die weder an einer geistigen noch körperlichen Erkrankung leiden.

Bei Patienten aller Art steht die Therapie und idealerweise Heilung der Erkrankung im Fokus. Hier kann es – je nach persönlicher Vorgeschichte mit gestörtem oder individuell falschem Essverhalten – durchaus sein, dass im Rahmen einer **multimodalen** ärztlichen Therapie auch die ernährungsmedizinisch forcierte, gezielte Änderung der Ernährung und Nahrungsmittelauswahl als ein Baustein zum Erfolg der Behandlung beitragen kann. Multimodal bedeutet, dass mehrere Therapiemodule (u. a. Bewegung, Psyche, Entspannung, Medikamente, Supplemente, Lifestylemodifikation, [bariatrische]

Operationen) ineinandergreifen, um die Heilung respektive Besserung der Erkrankung herbeizuführen. Wer beispielsweise lange Zeit ohne Hunger- und Sättigungsgefühle gegessen hat, ohne dabei zu spüren, was sein Körper braucht, sondern stattdessen sein Essverhalten sehr rational, emotional oder diätgetrieben in die völlig falsche Richtung gesteuert hat, für den kann eine Änderung des Essverhaltens hin zu den tatsächlichen körperlichen Bedürfnissen als integraler Bestandteil eines multimodalen Gesamttherapiekonzepts gegebenenfalls zur Genesung beitragen.

## QUELLEN & STUDIENHINWEISE

Dieses Buch beschreibt den gegenwärtigen Stand der Ernährungsforschung im **April 2019**. Damit auch Leser ohne naturwissenschaftliche Fachausbildung an diesem Wissen teilhaben können, ist der Inhalt grundsätzlich populärwissenschaftlich gehalten. Nichtsdestotrotz ist die Aktualität dieses Buches dadurch bedingt, dass weit mehr als **5.000 neue Studienergebnisse** aus den vergangenen zwölf Jahren von **2007 bis 2019** bei der Erstellung berücksichtigt wurden. Im Sinne einer höheren Lesefreundlichkeit und eines schlankeren Umfangs wurde auf zahlreiche Fußnoten und auf die komplette Auflistung aller konkreten Quellen verzichtet. Sie finden im Buch zahlreiche Nennungen der Institutionen, die die Studien durchgeführt haben, und/oder Nennungen der Journale, in denen die Studien publiziert wurden, sowie in ausgewählten Kapiteln eine explizite Quellenübersicht. Selbstverständlich liegen dem Autor sowohl die in diesem Buch aufgeführten Studienergebnisse als auch Berichte mit Aussagen der zitierten Experten vor (das jeweilige Medium ist beim Zitat bereits aufgeführt).

Wenn Sie an der genauen Bezeichnung der in diesem Buch aufgeführten Studien interessiert sind, senden Sie Ihre Anfrage inklusive exakter Angabe von Textstelle und Seitenzahl bitte an *kontakt@echte-esser.de* – Sie erhalten schnellstmöglich Antwort.

# INHALT

# 1

## GENERATION AvE-MANIA
## (ANGST VORM ESSEN)

Wir leben im Schlaraffenland – daran gibt es keine Zweifel. Noch nie waren alle nur erdenklichen Lebensmittel in einer derart hohen Qualität, Sicherheit und Vielfalt zu erschwinglichen Preisen nahezu rund um die Uhr verfügbar. Wir müssen die Leckereien praktisch nur noch aus den Regalen »pflücken«, um uns lukullisch zu beglücken. Unsere Vorfahren hätten sich vor gar nicht so langer Zeit die Finger geleckt nach einem solch paradiesischen Zustand – die (Nach-)Kriegsgeneration in den 40er und 50er Jahren wusste, was es bedeutet, an Hunger zu leiden. Doch schon in den 60ern und 70ern folgten die fetten Jahre; man genoss, was es gab, in vollen Zügen. Doch mit der Zeit begann ein paradoxer Sinneswandel, den es nur in vollumfänglich versorgten Wohlstandsgesellschaften zu beobachten gibt: Das Essen wurde zum Feind, hochwertige Lebensmittel wie Fleisch und Brot zum »Bösen« stilisiert – zumindest durch eine gewisse kulinarische Diaspora wie Veganer und Low Carber. Im Zenit des Ernährungswahns, den 10er Jahren des 21. Jahrhunderts, galten gar einzelne Inhaltsstoffe wie Zucker als die »Ausgeburt des krankmachenden Teufels« auf dem Teller. Statt sich an der Vielfalt und Versorgungssicherheit zu erfreuen, wuchs und wächst die eingebildete, da völlig unbegründete Angst vorm Essen – es entwickelten sich Gesund-ess-Manie und Besser-Esser-Hybris. Und genau da stehen wir heute. Denn ...

## DRITTES JAHRTAUSEND:
## SEHT HER, WAS ICH (NICHT) ESS!

... Ernährung dient nun (auch gar primär?) der Persönlichkeitsbildung und Profilierung und ist zum wichtigen Bestandteil des individuellen Lebensstils mutiert. Ich zeige, was ich esse, und damit zeige ich, was ich bin und wo ich hingehöre. Vegan, vegetarisch, Low Carb, ketogen, Detox, Clean Eating, paläo, pegan, bio, regional, »frei von« – für jede Richtung der richtige Trend. Und diese »richtige« Ernährung hilft bei der Identitätsfindung, sie gibt Sicherheit und Halt, denn sie stößt Eckpfeiler in den Dschungel der Existenz, die den Weg weisen. Damit dient diese hochgradig emotional aufgeladene Ernährung vielen Menschen als Leitschnur des Lebens, als Orientierung in einer Existenz, die immer komplexer und komplizierter wird – noch nie hatten wir so viel Luxus auf dem Teller, so viel Auswahl in den Regalen, so viel »Qual der Wahl«. Dabei wird das exklusive Essgebahren gern zur einzig wahren »Ersatzreligion« erhoben, die Schlankheit, Fitness und Gesundheit verspricht. Was muss ich essen, um gesund uralt zu werden? Was muss ich meiden wie der Teufel das Weihwasser? Oftmals gilt dabei das paradoxe Credo: Je mehr ich weglasse, desto mehr »gibt« mir die Ernährung. Vegetarisch, ohne Fleisch – vegan, ohne alle tierischen Produkte – paläo, ohne Milch, ohne Brot – Low Carb, je weniger »böse« Kohlenhydrate (KH), desto besser, bis hin zur völligen KH-Askese, dem »Ketostadium mit optimiertem Stoffwechsel« – Clean Eating, keine Fertigprodukte, kein »giftiger« Zucker – und das ist noch nicht alles, denn diese Liste könnte noch um die eine oder andere Besser-Esser-Hybris erweitert werden. In einer im wahrsten Sinne abgesättigten Gesellschaft wird der künstlich generierte Verzicht zum Hype, zum hochstilisierten Lebensideal; ich verzichte, also kontrolliere ich, ich habe die Macht, ich entscheide, was ich weglasse, weil ich es kann. Ob das Weglassen Sinn hat oder nicht – egal, Verzicht zu leben bedeutet Stärke zu zeigen. Und zeigen ist bei der »Generation Online« fast noch wichtiger als »eating special«.

In Zeiten des Internets und der sozialen Medien lässt sich eine bestimmte »Ernährungsreligion« natürlich leicht demonstrieren und missionieren: Myriaden von Blogs und Posts, Statements und Fotos »heilbringender« Detox-Smoothies und veganer Foodporns machen der Öffentlichkeit klar, wer hier wo steht – und warum: Ganz einfach, weil nur diese eine Ernährungsform die »beste« ist. Das Internet wurde zum interaktiven Schlachtfeld der pseudoreligiösen Glaubenskriege um unser Essen. Als kriegsentscheidender Faktor fungiert hierbei die »eierlegende Wollmilchsau« namens Ernährungsforschung: Denn zu jeder Ernährungsrichtung gibt es zahlreiche – systembedingt stets schwachbrüstige – Studien, die von Ideologen und Lobbyisten ihrer Ernährungsreligion entsprechend zurechtgebogen werden, um die »Gesundheitskraft und soziale Erhabenheit« dieser einen richtigen Essweise öffentlich in die Köpfe der Menschen zu pflanzen. Wurst ist böse, vegetarisch gesund, vegan rettet die Welt, Zucker macht süchtig, Weißbrot dumm. Die Liste ist beliebig erweiterbar.

Dieses mediale und vor allem sozialmediale Dauerfeuer an Lobpreisungen der eigenen Ernährungsdenkweise einerseits und an Schmähungen/Bashing des »Essens der anderen« andererseits verunsichert viele (ernährungs-)sensible Menschen. Sie wissen irgendwann einfach nicht mehr: Was ist gutes und »gesundes« Essen, wie esse ich richtig? Wie muss ich »politisch korrekt« essen, damit ich nicht krank werde *und* die Gesellschaft mich akzeptiert? All das macht manche Menschen wahnsinnig, ernährungswahnsinnig. Dementsprechend hysterisch wird gegessen – bis hin zu massiven Essstörungen, nur noch »Gesundes« essen zu müssen (Orthorexie). Und das wiederum geht den »Normalessern« gehörig auf die Nerven. Fertig ist der omnipräsent-kollektive Ernährungswahn, der irgendwie alle tangiert, Nervende & Genervte; denn jeder kennt inzwischen irgendjemanden, der dies und jenes nicht isst, sondern nur seine »spezielle Kost«.

Die Medien sind voll von Berichten, in denen sich Redakteure beklagen, dass man heutzutage keine Einladung zu einem »normalen Essen« mehr aussprechen kann, weil bei zehn Gästen für fünf Sonderwünsche berücksichtigt werden müssen: Einer isst kein Fleisch, einer gar keine tierischen Lebensmittel (alles ohne Käse, Eier, Sahne etc.), eine macht gerade Detox-Clean Eating (bitte nur ganz frische, »gesunde« Kost), eine hat eine Laktose- und/oder Gluten- oder Sonstwasunverträglichkeit und ein anderer schwört auf Low-Carb-Diät oder isst »nur paläo« (keine Milch, Zucker, Brot, Hülsenfrüchte). Welch Freude bei den Gastgebern – der Ernährungswahn macht wahnsinnig! Hätten damals die 7 Zwerge schon derart »abgedreht« gegessen, dann hätte sich Schneewittchen keine Sorgen machen müssen. »Wer hat von meinem Tellerchen gegessen?« – ein Veganer isst doch nicht vom Paläo-Tellerchen … Heutzutage spiegeln derartige »Einladungs-Horrorszenarien« die exzessive Überinterpretation und den gesellschaftlichen Hype ums Essen wider. Das »täglich Brot« ist für viele zum Schmelztiegel an Wünschen, Ängsten, Komplexen und Hoffnungen mutiert, von dem man Gesundheit, Glück, Fitness, Schlankheit und ein langes Leben fordert – mit dem Ziel der bestmöglichen Selbstoptimierung. »Essen hat eine neue Funktion bekommen«, erklärte der Kulturwissenschaftler Prof. Gunther Hirschfelder im Januar 2019. Wenn man in den 60er Jahren über Ernährung gesprochen habe, »dann ging es um das konkrete Essen«. Im Digitalzeitalter aber seien Ernährung und Foodblogs zu Bühnen der Selbstdarstellung (dpa/Süddeutsche Zeitung) sowie zum »sozialen Tattoo« geworden (FAZ, Prof. Monika Bischoff, Zentrum für Ernährungsmedizin und Prävention, Krankenhaus Barmherzige Brüder, München). Hirschfelder konstatierte des Weiteren im Januar 2019 im *Spiegel*: »Unsere Generation ist die erste, die sich ärgert, dass der Teller zu voll ist.« Den Eindruck hat man leider tatsächlich …

## 2019 FF. … KEIN ENDE IN SICHT !

Und obgleich man hätte erwarten können, dass sich diese Entwicklung abschwächen würde und der »Ernährungswahn des dritten Jahrtausends« so langsam wieder dem tatsächlichen Sinn des Essens weicht (sich genussvoll satt essen zur Lebenserhaltung), feuern die Ernährungshypochonder auch bis weit ins Jahr 2019 aus allen Rohren. Und zwar noch immer in so hoher Frequenz, dass die Medien in ebenfalls hoher Schlagzahl mahnende Artikel mit Headlines wie diesen veröffentlichen: »Low-Carb, Paleo & Co. – Warum unser Essverhalten so verkrampft ist wie noch nie« (NEON-Magazin des Stern). Die Inhalte sind nicht minder offenbarend: »Wir sind in ein Zeitalter der Selbstverarsche gerutscht. Man soll supergern essen, sonst gilt man als hysterische Diätkuh, gleichzeitig muss man trotzdem schlank [das neue Synonym für gesund] sein. ... ›Ich mache Paleo‹ klingt einfach besser als ›Ich bin auf Diät‹ ... Wer verzichten will, kann heute als Ausrede auch auf eine Unverträglichkeit zurückgreifen ...« Noch ein paar weitere mediale »Aufschreie contra Ernährungswahn« gefällig? Gern, wird kredenzt: »Ob Paleo-Diät, Trennkost oder Free From – Essen ist heute nicht nur Essen. Essen ist eine politische Haltung, ein Gesundheitsprogramm, eine Möglichkeit zur Selbstdarstellung, eine Weltanschauung, vielleicht sogar Religionsersatz« (Badische Zeitung). »Essstörungen entstehen auf dem Nährboden der gesellschaftlichen Essstörungen ... Man kann gar nicht mehr befolgen, was zu gesunder Ernährung geschrieben wird, sonst könnte man gar nichts mehr essen« (PD Dr. Dagmar Pauli, Chefärztin, stv. Klinikdirektorin, Psychiatrische Universitätsklinik Zürich in *Der Standard* [A]). »Der urbane Mensch definiert sich mehr denn je über sein Essverhalten – weil die Entscheidung, was man isst, ein Gefühl der sozialen Zugehörigkeit vermittelt« (Süddeutsche Zeitung). »Radikalisierung der Ernährung schreitet munter voran« (Ärzte Zeitung). »Gesund, gesünder, Essstörung« (Die Zeit). »Das heilige Mahl – Essen als Ersatzreligion« (Südwest Presse). »Richtige Ernährung ist ein Kriegsschauplatz geworden, auf dem Sekten gegeneinander kämpfen« und »Essen, eines der natürlichsten Bedürfnisse der Menschheit, ist zur Glaubenssache geworden« (FAZ). Und so fordert die NZZ (Neue Zürcher Zeitung) konsequenterweise: »Wir sollten uns schleunigst mit dem Essen versöhnen ... Machen Sie sich nicht verrückt! Hören Sie noch heute damit auf, sich zu viele Gedanken zu machen.« Belassen wir es bei dieser kleinen Medienshow contra Ernährungsparanoia und schließen wir mit einer Headline der Schweizer SonntagsZeitung: »Wir Verbissenen. Unser Essverhalten wird zunehmend zwanghaft. Was überhaupt gesund ist, ist aber immer noch unklar.« So ist es ...

... denn bei all dem Wahn rund um gesunde Ernährung – aus welcher »kulinarischen Diaspora« auch immer er lanciert und gepredigt wird – muss eines klar sein: Niemand kann wissenschaftlich gesichert behaupten, »er hat die Gesundheit mit Löffeln gefressen«. Denn niemand weiß, was gesunde Ernährung sein soll. Wenn Sie jetzt innerlich intervenieren: »Mal langsam – ich weiß doch, welches Essen gesund ist«, dann ist das nicht zwangsläufig ein »Vorbote drohenden Ernährungswahns«, sondern Sie sind erstmal einfach nur gut vorbereitet für das kommende Kapitel ...

**2**

# KENNT JEDER: GESUNDE ERNÄHRUNG

Sie wissen doch sicher, was gesunde Ernährung ist, oder? Wahrscheinlich denken Sie jetzt: »Nichts leichter als das!« Zuallererst kommt einem die »wichtigste Mahlzeit des Tages« in den Sinn, das Frühstück: Eine Schüssel Vollkornmüsli mit Vollmilch und vielen Früchten sollte es sein, natürlich zuckerfrei. Bitte bloß kein Weißbrot oder Brötchen mit Nutella, denn da sind zu viele der zuckrigen (kurzkettigen) Kohlenhydrate drin. Noch schlimmer: Morgens gar nichts essen. Mittags dann schön leicht speisen, mageres Geflügelfleisch mit einem Salat, das Dressing nicht zu fett. Und dazu über den Tag verteilt viel trinken, idealerweise 1,5 bis 2 Liter Wasser, natürlich ohne Kohlensäure und ohne Kalorien – bitte nur nicht mit energiereichen Softdrinks wie Cola oder Limo den

Durst löschen, denn die enthalten viel Fruktose, und Frucht-zucker macht schnell dick. Als Zwischenmahlzeiten bieten sich ein Apfel, eine Orange, eine Banane oder ein Vollkornbrot an, der Hunger zwischendurch kann natürlich auch mit einer Mohrrübe, mit Radieschen oder einem Müsliriegel (zucker-frei!) gestillt werden. Generell gilt: Achten Sie auf eine hohe Ballaststoffzufuhr, essen Sie wenig rotes Fleisch und Wurst, stattdessen viel Obst und Gemüse (fünfmal am Tag). Bei Back-waren sind Vollkornbrote den Weißmehlsorten vorzuziehen. Süßigkeiten bitte mit Vorsicht genießen, genauso wie dickma-chendes Fast Food. Und: Milch trinken nicht vergessen sowie ausreichend Milchprodukte verzehren – wegen des Kalziums für die Knochen. Aber: Wenig Salz verwenden (Blutdruck!) und auch bei Eiern sparsam sein (Cholesterin!).

Fällt Ihnen noch etwas ein? Hoffentlich nicht! Und wenn Sie all diese Ratschläge satthaben, dann sind Sie hier genau richtig. Kein gesunder Mensch braucht Ernährungswissen-schaft und noch weniger daraus resultierende Ernährungs-empfehlungen, denen die wissenschaftliche Grundlage fehlt. Denn: **Es gibt keine Beweise, dass »gesunde« Ernährung die Gesundheit erhält oder gar fördert.** Es gibt noch nicht einmal gesichertes Wissen, was »gesunde« Ernährung überhaupt sein soll. Aber wo kommen dann all die Ernährungsregeln her? Wer erfindet diese Ess-Erziehungsmaßnahmen? Um Antwor-ten auf diese Fragen zu erhalten, müssen Sie das »Märchen von der gesunden Ernährung« kennen – und das werden Sie nach Lektüre dieses Buchs.

# 3

## KÖRPERNAVIGATOR –
## WARUM 2019?

Tatsächlich weiß kein Mensch, was gesunde Ernährung sein soll. Nichtsdestotrotz sind viele von uns auf der Suche nach einer »gesunden Alternative« zu ihrer persönlichen Essweise, denn ein Abgleich der omnipräsenten Berichterstattung zu gesunder Ernährung mit dem eigenen Konsum suggeriert zumeist: »*Sie essen ungesund – ändern Sie etwas, sonst werden Sie fett, krank und sterben früher!*« Wer nun diesem Warnruf folgt, der steht prompt einer Phalanx von Ernährungsempfehlungen, -regeln und -ideologien gegenüber, die allesamt Gesundheit versprechen, jedoch jedes wissenschaftlichen Beweises entbehren.

Zehn Jahre nach Erscheinen meines ersten Buchs HUNGER & LUST im Jahr 2009 wird es nun Zeit für die »**finale**

Tabula rasa« – die Zeit ist (über)reif für die endgültige Abrechnung mit einem System, das mehr einer Glaskugel, mehr einem Fake- als einem Faktenlieferanten gleicht. Denn in den 10er Jahren des neuen Jahrhunderts hat sich sukzessive bestätigt und bestärkt, was damals bereits klar im Visier zu sehen war: Der »Großdampfer MS Oecotrophologie« steuert wie seinerzeit die Titanic in »unnahbarem Größenwahn« seinem persönlichen Eisberg entgegen – und wenn kein radikaler Kurswechsel stattfindet, dann schlitzt das scharfe Eis (der fehlenden Evidenz) den Rumpf der »MS O« auf und das Schiff der gesunden Ernährung sinkt … und genau danach sieht es im Moment aus. Denn kein Ernährungskapitän ruft »Hart Backbord!« und reißt das Steuer herum Richtung Neo-Oecotrophologie (das unbekannte Neuland). Doch das soll Sie nicht weiter tangieren, weil Sie auf dem richtigen Weg in Ihre kulinarischen »Goldenen 20er Jahre« sind, denn:

*»Dein Körpernavigator zum besten Essen aller Zeiten«* ist ein Buch für mündige Essbürger mit eigener Meinung, die die omnipräsente vielstimmige Ernährungspropaganda kritisch hinterfragen. Es ist für all die Menschen geschrieben, die gern und gut essen, bei denen Genuss und guter Geschmack die Essenswahl bestimmen und nicht vermeintlich »gesunde« Regeln – denn davon gibt es viel zu viele, die sich obendrein gegenseitig widersprechen. Und nicht nur das ist wahnwitzig und zeigt die »fantastischen Denkdimensionen«, die hier am Werke sind …

Denn einerseits hat die allgegenwärtige Ernährungspropaganda zu gesundem und ungesundem Essen, zu guten und schlechten Nahrungsmitteln, zu Idealgewicht und perfekten Körpermaßen heutzutage fast ersatzreligiöse Ausmaße angenommen. Und andererseits werden die kritischen Stimmen aus der Wissenschaft (auch aus der Ernährungsforschung selbst!) immer lauter – und diese »Phalanx der Beobachtungs-kritiker« macht unmissverständlich klar, dass es keine wissenschaftlichen Beweise, keine Kausalevidenzen für gesunde Ernährung gibt; nichts, niente, nada; weil das System der oecotrophologischen Forschung ganz einfach zu stark limitiert ist und es ewig sein wird! Des Weiteren haben zahlreiche neue Studien nicht nur gezeigt, sondern immer wieder aufs Neue bestätigt, wie absurd und diametral die Ergebnisse der Ernährungsbeobachtungsstudien sind. Die öffentliche bewusste Fehlinterpretation der wachsweichen Nichtssagedaten macht darüber hinaus deutlich, wie die Bevölkerung mit Lügenkonstrukten in falschem Glauben dumm gehalten wird – und das nicht nur von Powersellern, die ihren Essgläubigen das Geld aus der Tasche ziehen möchten. Auch seitens staatlicher und medizinischer Institutionen werden Fiktionen konstruiert, dass sich die x-Balken der Statistiken (vor Scham) biegen, nur um Zwangsernährungsmaßnahmen durchzuboxen, mit denen man sich nicht mehr als Macht und Deutungshoheit verschaffen will – und das auf Kosten der kulinarischen Freiheit und eines genussvollen Lebens der Bürger.

Im Prinzip ist es allen objektiv-ideologiefreien »non-lobbyistischen« Wissenschaftlern glasklar, dass »gesunde Ernährung« nicht mehr ist als eine postfaktische Filterblase, die bald platzen wird ... Das hindert aber die zahlreichen Verfechter, Prediger und Anhänger der kulinarischen Diaspora nicht daran, sich weiterhin am heiligen Gral gesunder Ernährung in genau ihrem Besser-Esser-Kosmos zu laben – und zwar nur und ausschließlich in ihrem ... Aber es existieren ja auch für alle erdenklichen Spezial-Ernährungsformen die passenden Essphilosophien respektive Ersatzreligionen.

Auf der einen Seite agieren die Verfechter von Bio-Kost und die Ernährungsregel-Hörigen, auf der anderen Seite postulieren Vegetarier und Veganer den fleischfreien Verzehr, um mit ihrer Ernährungsideologie auch gleich noch die Welt zu verbessern. Dann gibt es noch diejenigen Hardliner, die über sehr spezielle Ernährungsformen vornehmlich ihre Persönlichkeit definieren, beispielsweise die Rohköstler oder Steinzeit-Esser (viel Fleisch, Fisch, Eier, Gemüse …). Eher harmlos erscheint dagegen die Low-Carb-Fraktion, die glaubt, mit wenig Kohlenhydraten sei der »goldene Weg zum Ernährungsglück« gefunden. Neben all diesen Ernährungsideologien scheint unsere natürliche Ernährungsform in der öffentlich-medialen Wahrnehmung jedoch kaum mehr präsent zu sein: der Mensch, der genussvoll isst, wenn er Hunger hat, und zwar das, worauf er Lust hat, was ihm gut schmeckt und vor allem was er gut verträgt und was ihn satt macht – frei von Ernährungsregeln und -propaganda. Doch es gibt immer noch genug dieser Bürger, die immun sind gegen den ernährungsapostolischen Eifer – und stattdessen beim Essen nur einem vertrauen: ihrem eigenen Körper!

Auch in deutschen Leitmedien regt sich zunehmend Widerstand gegen den »Terror auf dem Teller« – viele Redakteure haben es satt, dass Ignoranten, Ideologen, Asketen und die Ernährungsindustrie den Ton bei der schönsten Hauptsache der Welt angeben wollen. So ließ ein Journalist der *Wirtschaftswoche* in seinem Artikel »Gesunde Ernährung? Ich pfeife drauf!« ordentlich Dampf ab: »Wer sagt, dies oder jenes sei ungesund – ich höre nicht mehr zu. Was gestern galt, ist heute keinen Pfifferling wert. Ich habe es satt. Aber das will ich: Freuen aufs Essen. Jeden Tag, bei so vielen Mahlzeiten, wie es geht.« Und das Feuilleton der *Frankfurter Allgemeinen*

*Zeitung* forderte: »Feiert Orgien mit Messer und Gabel! Werden wir doch endlich ein Volk von Genießern. Essen macht Spaß. Und sehr gutes Essen macht sehr viel Spaß. Wir müssen viel öfter auf den Verzicht verzichten und uns stattdessen der Wollust am Tisch hingeben und manchmal sogar der Völlerei. Dann werden wir verstehen, dass Essen kein Unglück, sondern unsere größte, alltäglichste, wunderbarste Quelle des Glücks ist.«

Und DIE ZEIT mahnte eindringlich: »Kristallzucker ist Crystal Meth für Kinder, vor ihm wird mittlerweile gewarnt wie vor einer Droge. Schulen schließen mit Eltern Verträge gegen Zucker … Der Kampf gegen Zucker wird zu einer Ersatzreligion in einer nichtspirituellen Zeit … Was ist eigentlich los? Woher kommt die Verspannung beim Thema Ernährung? Es handelt sich ja hier nicht um eine einzelne Schule oder Kita, sondern ein Phänomen, das sich in vielen, zugegebenermaßen eher urbanen Gegenden zeigt. Ernährung wird in den Augen vieler Eltern immer mehr zum Problem und zur Gefahr … **Schluss damit!**«

Wenn sogar die konservative *FAZ* zur kulinarischen Wollust aufruft und die linksliberale ZEIT ein Ende des pseudoreligiösen Zucker-Bashings fordert, ja dann scheint es nun wirklich höchste Zeit zu sein, die Ernährungspäpste und Perfektionsratgeber vom Hof zu jagen!

Denn die Dauerbeschäftigung mit vermeintlich gesunder Ernährung braucht niemand. Die kritische Analyse von mehr als 5.000 aktuellen Studienergebnissen der Jahre 2007 bis 2019 zeigt unmissverständlich: Es gibt keinen wissenschaftlichen Beleg, dass irgendeine Ernährungsform oder gar ein Lebensmittel krank, gesund, schlank oder dick macht. Genauso wenig lassen sich aus den schwachen Daten der Ernährungsforschung allgemeingültige Ernährungsregeln ableiten. Gesunde Ernährung für alle, die gibt es nicht. Kein klar denkender, der Evidenz verpflichteter Wissenschaftler würde seine Hand dafür ins Feuer legen, dass irgendeine Ernährungsform einen Menschen länger gesund leben lässt. Denn niemand weiß, welche Ernährung die Gesundheit erhält oder fördert. Aber Sie als Leser dieses Buchs wissen nach der Lektüre, warum das so ist: Ernährungsforschung ist Stochern im Nebel, ein Rätselraten auf wissenschaftlich niedrigem Niveau. Und dieses Wissen um das Nichtwissen der Ernährungsforscher ist essenziell, um den Kopf richtig frei zu machen für das Wesentliche: **für Ihre ganz persönliche beste Ernährung aller Zeiten.** Denn die »funktioniert« nur, wenn Sie das schlechte Gewissen »Ist das jetzt wirklich gesund?« abstellen und den kleinen dauernervigen Ernährungsgnom aus Ihrem Hinterkopf gekickt haben.

Dieses Buch ist besonders für die Menschen interessant und lesenswert, die beim Essen einerseits zwar auf ihren Körper vertrauen, andererseits aber aufgrund der Diskrepanz zwischen eigenem Essverhalten und allgemeingültiger »gesunder« Ernährung immer wieder mit Gewissensbissen zu kämpfen haben: Kann ich wirklich nachts um zehn Uhr noch einen Teller Spaghetti essen, ohne dick zu werden und ohne dass die bösen »Kohlenhydrate am Abend« mich krank machen? Bekomme ich Krebs, weil ich jeden Tag Fleisch esse? Vertrocknen meine Organe, weil ich es nicht schaffe, jeden Tag zwei Liter Wasser zu trinken? Bin ich süchtig nach Süßigkeiten? Vielleicht sollte ich doch besser das »gesunde« Vollkornbrot oder Müsli essen statt Weißbrötchen mit Nutella oder Cornflakes? Habe ich heute auch schon genug Ballaststoffe gegessen (obgleich ich weiß, dass der unverdauliche Ballast fiese Fürze verursacht – aber »da muss ich ja durch, wenn ich mich gesund ernähren will«)? Alle diese überflüssigen Fragen, die die omnipräsente und nicht enden wollende Ernährungspropaganda in die Hirne vieler Menschen pflanzt, machen einem das Leben nur schwerer und verunsichern, sonst nichts.

Daher würde ich mich freuen, wenn sich alle Leser, die sich bei den obigen Fragen grundsätzlich wiedererkennen, durch dieses Buch bestärkt fühlen in einer neuen kulinarischen Lebensphilosophie: **Ich esse, was *ich* will!** Ich werde wieder auf meinen Hunger, meine Lust und meinen guten Geschmack vertrauen! Ich werde nicht länger auf Furchteinflößer und Verzichtspropagandisten hören, die gebetsmühlenartig predigen, genussvolles Essen sei die Quelle von Krankheit und Unglück! **Es gibt so viele »gesunde« Ernährungen, wie es Menschen gibt, denn: Jeder Mensch is(s)t anders** (frei adaptiert nach dem Psychotherapeuten Paul Watzlawick).

In diesem Sinne – machen Sie sich frei von den pseudowissenschaftlichen Ballaststoffen im Kopf und vertreiben Sie das gesamte »Angstmacherteam der gesunden Ernährung« aus Ihrem Gewissen. Netter Nebeneffekt: Dann bleibt mehr Hirnkapazität für den Genuss beim Essen! Denn Sinn und Ziel des Essens ist es, eine genussvolle Zeit zu erleben, die einem gute Gefühle bereitet und das essenziellste Bedürfnis zur Lebenserhaltung lustvoll befriedigt: den Hunger.

Vergessen Sie »gesunde« Ernährung – für immer und ewig! Denn nun folgt Ihre ganz persönliche ultimative **Anleitung zum besten Essen aller Zeiten.** Auf Ihrem Weg dorthin zur einzig richtigen Ernährung bietet dieses Buch ein 2-Phasen-System. Die I. Phase, also der erste Teil des Buchs, ermöglicht die »kulinarische Katharsis«: Nach dem Lesen setzt die Hirnhygiene ein, oder wie man im aktuellen Besser-Esser-Jargon sagen würde: Sie sind nun im Modus **»Clean Braining** plus Zerebraldetox« – und zwar vollzieht sich hier idealerweise die vollumfängliche Reinigung und Löschung Ihres Gedächtnisses von allen pseudowissenschaftlichen Ernährungsregeln. Anschließend empfehle ich einen Tag und eine Nacht Lesepause, damit sich das nun leere zerebrale Neuland rebooten kann, um im nächsten Schritt mit Ihrem kommenden besten Essen aller Zeiten »reloaded« zu werden. Dazu bietet Ihnen Phase II des Buchs das nötige Handwerkszeug und liefert Ihnen Wissen und Wege zu Ihrer ganz persönlichen, individuellen intuitiven Ernährung, dem **einzig richtigen Essstil**, der nur für Sie »gilt«. Machen Sie die kommenden »Goldenen 20er Jahre« zu Ihrem ganz persönlichen lukullischen Jahrzehnt, in dem Ihre Neoernährung durch Ihr neu gewonnenes Vertrauen in Ihren einzigartigen **Körpernavigator** den Aufschwung erlebt, den sie verdient hat und der Ihnen richtig guttut. Und nun wünsche ich Ihnen ...

... eine schöne Zeit beim Lesen und viel Erfolg und Spaß auf Ihrem Weg zur kulinarischen Entdeckungsreise zu sich selbst,

Ihr Dipl. oec. troph. Uwe Knop

# PHASE I

## KULINARISCHE KATHARSIS

Clean Braining statt Clean Eating – machen Sie Ihr Hirn frei
von ernährungspopulistischem Ballast

# 4

## SEXREGELN – FÜR GESUNDEN BEISCHLAF

Stellen Sie sich vor, die (fiktive) »Deutsche Gesellschaft für Geschlechtsverkehr« würde uns gesunde Sexregeln vorschreiben: »Fünfmal pro Woche fünf Minuten Beischlaf in der Missionarsstellung, bevorzugt vormittags, in fester Partnerschaft und im Bett ausgeübt – das bringt die beste Gesundheit.« Basis dieser Empfehlung sei die Analyse der vorliegenden Literatur, natürlich wissenschaftlich fundiert. Vermutlich würden sich alle Menschen an den Kopf packen und denken: »Die spinnen doch!« Denn kein Mensch wird sich Sexregeln vorschreiben lassen! Die »schönste **Neben**sache der Welt« ist schließlich ein individueller Trieb, den jeder al gusto anders auslebt, weil die Bedürfnisse ebenso unterschiedlich sind wie die Menschen.

Ernährungsregeln sind jedoch weitläufig verbreitet – dabei sind Sex *und* Essen die beiden Urtriebe schlechthin, denn mit Fortpflanzung *und* Ernährung sichert die Natur die Erhaltung unserer Art. Beide Urtriebe sind absolut individuell und persönlich, jedoch mit einem gravierenden Unterschied: Essen ist noch existenzieller als Sex, denn ohne zu essen sterben wir. Deshalb wird auch die Befriedigung dieses biologischen Triebs »Nummer 1« von unserem hirneigenen Belohnungssystem mit natürlichen Glücks- und Wohlgefühlen belohnt – und das mehrmals täglich. Ergo: Ernährung ist noch wichtiger als Sex und damit die »schönste **Haupt**sache der Welt«. Wer sich also beim lustbringenden Sex nicht von »offiziellen Empfehlungen« reinreden lassen will, der sollte das beim lebenserhaltenden »Gaumensex« erst recht nicht zulassen.

**FAZIT**

So wie kein Mensch Sexregeln braucht, weil es keinen »gesunden Geschlechtsverkehr« gibt, so braucht auch niemand Ernährungsregeln, weil es keine »gesunde Ernährung« gibt. Und warum das so ist, erfahren Sie, wissenschaftlich bestätigt, in den folgenden Kapiteln.

**5**

# »FREI VON« EVIDENZ:
# ERNÄHRUNGSFORSCHUNG

Was haben der Weihnachtsmann und die Regeln zur gesunden Ernährung gemeinsam? Ganz einfach: Viele Menschen glauben daran, doch es gibt keine Beweise für beider Existenz. Für Ernährungsregeln gibt es keine Beweise, weil das Fundament der Ernährungsforschung so gut wie immer **Beobachtungsstudien** sind. Und diese Studien können keine Kausalitäten (Ursache-Wirkungs-Beziehungen) liefern, sondern nur Korrelationen (statistische Zusammenhänge). Solche Zusammenhänge aber erlauben wiederum nur Hypothesen, Vermutungen und Spekulationen. Ein einfaches Beispiel verdeutlicht dieses System der Ernährungsforschung: Wenn es heißt: »Wurst erhöht das Diabetesrisiko«, dann wurde nur ein statistischer Zusammenhang zwischen Wurstverzehr und Diabetesrisiko aus den Studiendaten isoliert herausgerechnet. Warum dieser Zusammenhang besteht, das weiß jedoch niemand. Genauso gut hätte man feststellen können: »Wasser mit Kohlensäure erhöht das Diabetesrisiko«, weil man aus den Daten errechnet hat, dass Menschen mit Diabetes im Vergleich zu Gesunden mehr Sprudel als stilles Wasser trinken. Das ist absurd – und genauso absurd sind Ernährungsregeln und -pyramiden der Deutschen Gesellschaft für Ernährung (DGE), mit denen sie bereits seit Jahrzehnten der deutschen Bevölkerung Empfehlungen für gesunde Ernährung erteilt und für Fachleute eine gern genutzte Referenz darstellt. Ganz konkret zu den Pyramiden erklärte die Wissenschaftlerin Dr. Jana Meixner, Department für Evidenzbasierte Medizin und Klinische Epidemiologie, Donau-Universität Krems, im April 2019 in *Der Standard*: »Ernährungspyramiden versuchen, eine Wahrheit in Essensfragen zu vermitteln, die es nicht gibt.«

Aber warum ist das so? Weil für die DGE die Beobachtungsstudien eine »wichtige Grundlage für die Ableitung evidenzbasierter Empfehlungen für die Bevölkerung zur Prävention ernährungsmitbedingter Krankheiten« sind. Doch damit widerspricht die DGE fundamentalen Forschungsgesetzen, wonach sich aus Ernährungsbeobachtungsstudien (epidemiologische Untersuchungen) **keine** Beweise für Ursache und Wirkung ableiten lassen – sondern ausschließlich statistische Zusammenhänge, die immer nur Vermutungen zulassen. Oder wie die ehemalige Vorsitzende des Deutschen Netzwerks Evidenzbasierte Medizin (DNEbM), Prof. Gabriele Meyer, klarstellte: »Beobachtungsstudien sind **nicht** geeignet, präventive oder therapeutische Empfehlungen abzuleiten.«

Die internationale Kritik an diesen Studien wird daher immer lauter, auch aus den eigenen, oecotrophologischen Rei-

hen – doch die immer älter werdenden Ernährungsfunktionä-
re hierzulande werden gleichzeitig anscheinend immer tauber.
Denn selbst systemkritische Rezensionen in Fachzeitschriften
werden totgeschwiegen und bleiben unkommentiert. Insbesondere für den härtesten Studienendpunkt, die Gesamtsterblichkeit, sind die Effekte einzelner Nährstoffe »gleich null«.
Die Forschung in diesem Bereich »erscheint hoffnungslos«.
Immer mehr Publikationen dieser »Lesart« untermauern die kritischen Aussagen zahlreicher internationaler Wissenschaftler.

Auch die deutsche *Ärzte Zeitung* mahnte Anfang 2014 zu
größerer Vorsicht bei der Interpretation von Ernährungsbeobachtungsstudien. In einem Leitartikel werden »viele Studi-
en mit wenig Nährwert« angeprangert: »Untersuchungen, wie
man sich gesund essen kann, gibt es im Überfluss. Doch die
meisten sind mit größter Vorsicht zu genießen. Mithilfe von
Beobachtungsstudien kann nur festgestellt werden, ob zwei
Konstellationen besonders häufig gemeinsam auftreten. Aus
einem solchen Zusammentreffen lässt sich aber kein ursäch-
licher Zusammenhang ableiten.« Weiter heißt es: »Nur mit
riesigen Langzeitstudien unter randomisierten kontrollierten
Bedingungen wird es letztlich möglich sein, herauszufinden,
mit welcher Ernährung sich die Mortalität [Sterblichkeit] senken lässt. Solche Studien sind extrem aufwendig und teuer.«
Und nicht nur das: Derartige Ernährungsstudien sind praktisch nicht durchführbar, daher gibt es auch keine relevanten
Studien höchster Güte, sogenannte RCTs (Randomised Clinical Trials). Denn allein das wichtigste Studienkriterium der
»Randomisierung« ist nicht umsetzbar – aber genau dieses
zufällige Verteilen/Auslosen der Teilnehmer in die verschiedenen Studiengruppen ist essenziell, um eine Ausgewogenheit
und Vergleichbarkeit der Gruppen zu gewährleisten, ergebnis-

verzerrende Störfaktoren auszuschließen und wissenschaftlich belastbare Erkenntnisse zu gewinnen. Jedoch lässt sich niemand gern für zwei, fünf oder gar zehn Jahre Studienlaufzeit vorschreiben, dass er beispielsweise kein Fleisch essen soll, weil er in die Vegetariergruppe gelost wurde – umgekehrt will man sich den Aufschrei der Empörung gar nicht vorstellen, wenn Vegetarier für zehn Jahre in die Fleischgruppe gelost werden ...

Mitte 2018 stellte die *Ärzte Zeitung* aufgrund der Flut an Beobachtungsstudien erneut klar: »Nachweisen lässt sich ein Kausalzusammenhang durch Ernährungsstudien nicht. Der Einfluss zahlreicher Faktoren [Confounder = »Störfaktoren des Lebensstils«] lässt sich in Beobachtungsstudien nur unvollständig eliminieren.« In einem weiteren Artikel wird die Frage in den Raum gestellt, ob Ernährungsbeobachtungsstudien »epidemiologischer Kaffeesatzleserei« gleichkommen (der Autor dieses Buchs antwortet mit: »Ja, Glaskugel & Kaffeesatzlesen in einem«). Die *Apotheken Umschau* betitelte im selben Jahr einen kritischen Beitrag zur allseits beliebten Fehlinterpretation von Beobachtungsforschung mit »Verlockender Unsinn« – einfach, weil es zu einfach sei, die hochkomplex vernetzten Zusammenhänge, statistisch sauber wohlgemerkt, zu errechnen und diesen Unsinn dann als Wahrheit zu verkaufen.

 **FAZIT**

Es gibt keine Beweise für »gesunde« Ernährung, weil sich die Forschung fast ausschließlich auf Beobachtungsstudien stützen muss, die systembedingt keine Beweise liefern können und deshalb absolut zu Recht massiv in der Kritik stehen!

Der Vollständigkeit halber: Es gab – was man kaum glauben mag – vor 13 Jahren eine echt seriöse 8-Jahres-Langzeit-RCT mit fast 50.000 US-Frauen (50–79 Jahre), die in zwei Gruppen randomisiert (»gesunde Ernährung« [u. a. viel Obst, Gemüse] und die Vergleichsgruppe ohne »Ernährungsintervention«) und auf zahlreiche Herz-Kreislauf-Erkrankungs-Parameter untersucht wurden. Im Jahr 2006 erschien diese Studie in einem der wissenschaftlichen Top-3-Journale, im *JAMA* [1]. Prof. Ingrid Mühlhauser, Gesundheitswissenschaftlerin an der Uni Hamburg und Vorsitzende des Deutschen Netzwerks Evidenzbasierte Medizin, konstatierte dazu klar: »Die einzige wirklich gute Studie, mit einer großen Teilnehmerzahl und über acht Jahre hinweg, hat ergeben, dass es völlig egal ist, wie sich die Probanden ernährt haben. Krebs, Herzinfarkt, Schlaganfall, Diabetes – alles gleich.« Seitdem ist keine vergleichbar gute Ernährungsstudie erschienen ...

**Online-Tipp:** Besuchen Sie die Website www.tylervigen.com – hier finden Sie die verrücktesten Korrelationskonstrukte, die über jeden Zweifel erhaben sind, um folgende Kernbotschaft klar und deutlich zu vermitteln: Ein Faktor muss nicht Ursache des anderen sein – auch wenn beispielsweise ein sinkender Margarineverzehr mit niedrigen Scheidungsraten korreliert, weil man vielleicht denken könnte, Mann und Frau würden sich im Bunde der Ehe nicht mehr »die Butter vom Brot nehmen« ...

**Zum Hinterfragen:** Keine Frage, natürlich gibt es Kausalzusammenhänge von Gesundheit und Krankheit mit Ernährung ... Es wäre ja auch vermessen und biologisch-physiologisch dumm, das abzustreiten, denn dafür ist Essen/ Ernähren viel zu elementar. Essen hält Leib und Seele zusammen. Mehrfach »unser täglich Brot« zu essen ist de facto das elementarste (Trieb-)Verhalten zur Lebenserhaltung überhaupt. Ohne Essen sterben wir – klare Kausalevidenz! Aber: Die »ersehnten« ursächlichen Zusammenhänge mit »gesunder Ernährung(sphilosophie)« sind nicht evaluierbar, nicht messbar, nicht (kausal) fixierbar – einfach, weil das gesamte System der Ernährung zu individuell und hochkomplex ist und die nötigen Studien schlicht und einfach nicht durchführbar sind – weder heute noch morgen. Und das ist sowohl für das Selbstverständnis des ernährungswissenschaftlichen Systems als auch für die »Essgläubigen der kulinarischen Diaspora« nicht akzeptabel. Ergo wird überhöht, fantasiert und Wunschdenken zur Wahrheit stilisiert – damit das Mantra lautet: »Wir wissen Bescheid und sagen euch, was ihr zu tun und zu lassen habt. Also hört auf uns, wenn euch eure Gesundheit lieb ist!«

Doch dabei muss die Gretchenfrage lauten: **Was ist denn überhaupt »gesund«?** Was einem nicht schmeckt, was man nicht gut verträgt, was einem auf den Magen schlägt, das kann nicht gesund sein. Ergo kann es keine »gesunde Ernährung für alle« geben, denn jeder Mensch hat unterschiedliche Vorlieben und Abneigungen, bedingt durch die Gene, seinen individuellen Stoffwechsel und phasenabhängigen Lebensstil. Die eine isst gern Fisch, der andere muss von dem Geruch schon fast erbrechen. Der eine verträgt sehr viel Rohkost und unverdauliche Ballaststoffe, der andere bekommt davon fiese Blähungen, einen Wölbewanst, Krämpfe und Schmerzen ...

## QUELLEN

[1]   Howard et al. Low-fat dietary pattern and risk of cardiovascular disease: the Women's Health Initiative Randomized Controlled Dietary Modification Trial. JAMA. 2006 Feb 8; 295(6):655-66.

# 6

## GLAUBE IS(S)T EINFACHER ALS WISSEN

Um besser zu verstehen, worauf das Datenfundament aller Ernährungspropaganda basiert und wie das System der Meinungsmache funktioniert, folgt nun eine ganz einfache, beispielhafte Erklärung von Beobachtungsstudien – im bewährten Fortbildungsstil der »Sendung mit der Maus«:

Forscher Freddy und seine Kollegen verteilen einen Fragebogen an 20.000 Menschen. Darin fragen sie: »Was hast du in den letzten 14 Tagen alles gegessen und getrunken? Bitte schreibe es so genau auf, wie du kannst.« Die Studienteilnehmer müssen jetzt überlegen: »Was hab ich denn eigentlich alles so gegessen und getrunken?« Dann schreiben sie auf, woran sie sich noch erinnern können. Alles wissen sie nicht mehr, da denken sie sich dann einfach etwas aus und schreiben das auf, »was ich halt oft so esse«. Manche flunkern dabei auch ein bisschen, denn sie denken: »Die Pommes mit Döner waren aber ungesund, die lass ich mal lieber weg«, oder: »Ich schreibe besser noch einen Apfel und eine Tomate dazu, weil Obst und Gemüse ja so gesund sind.« Sowas machen die Leute, wenn sie ein schlechtes Gewissen haben – weil sie glauben: »Ich esse ja gar nicht so gesund, wie die Ernährungsexperten das eigentlich wollen. Aber das müssen die ja nicht so genau wissen« (in der Fachsprache nennt man das »Underreporting«). Forscher Freddy und seine Kollegen sammeln die ausgefüllten Fragebögen dann wieder ein – und haben direkt ein Problem: Sie wissen nicht, ob das, was die Leute in den Fragebögen geschrieben oder angekreuzt haben, auch wirklich stimmt. Das weiß Freddy zwar, aber »das ist egal«, denken er und seine Forscherfreunde, »es geht halt bei uns in der Ernährungsforschung nicht anders« – und dann legt er die ausgefüllten Fragebögen in die Schublade.

## DIABETES-DÖNER!

Zehn Jahre später fragt er dieselben 20.000 Studienteilnehmer wieder etwas, aber diesmal etwas anderes: »Welche Krankheiten habt ihr in den letzten 10 Jahren bekommen?« Leider können nicht alle antworten, denn etwa 2.500 der Kandidaten (»Probanden« nennt man die übrigens) sind inzwischen gestorben. Nun holen Freddy und seine Forscherfreunde die alten Fragebögen aus der Schublade, legen sie neben die neuen und dann gucken sie: »Wer hat was gegessen und getrunken und wer hat welche Krankheit?« Dabei **beobachten** sie, dass die Leute, die die meisten Döner gegessen haben, am häufigsten unter der Zuckerkrankheit (Diabetes) leiden. Sofort ruft

Freddy seine Kollegin von der Presseabteilung (PR) an, die wiederum eine tolle Pressemeldung dazu schreibt und an die Zeitungen & Zeitschriften schickt: »Neue Studie: Döner fördert Diabetes!« Die Forscherfreunde wissen eigentlich, dass es mit Sicherheit andere Gründe hat, warum die Döneresser häufiger »Zucker« haben – nur kennen sie die genauen Gründe nicht! Aber Freddy und seine PR-Kollegin denken sich: »Nun, das ist egal, wir haben das erforscht. Es könnte ja, vielleicht eventuell, so sein. Und bald stehen wir damit in der Zeitung, das ist doch toll. Dann bekommen wir sicher weiteres Geld vom Staat, um noch mehr zu forschen!«

## TODES-TOMATEN!

Einige Wochen später guckt Freddy seine Fragebögen nochmal genauer an, ruft dann einfach beim Zeitungsredakteur direkt an und sagt ihm: »Weißt du was: Tomaten erhöhen das Sterberisiko!« Der Redakteur fragt: »Warum denn das?« »Nichts leichter als das«, antwortet Freddy, »es ist ganz einfach: Viele unserer Studienteilnehmer sind ja bereits tot. Unsere Studie hat nun gezeigt, dass die Verstorbenen die meisten Tomaten gegessen haben – wer also viele Tomaten isst, der stirbt früher! Das müssen wir weiter erforschen!« Der Redakteur glaubt Freddy die Sache nicht so recht, aber weil er und seine Forscherfreunde ja Wissenschaftler sind, schreibt er das dann trotzdem so in der Zeitung. Weil er sich aber wirklich nicht sicher ist, schreibt er dazu: »Wissenschaftlich beweisen lässt sich dieser beobachtete Zusammenhang ›Tomaten erhöhen Sterberisiko‹ jedoch nicht, daher fordert Freddy weitere Studien, um das Todesrisiko von Tomaten noch besser zu erforschen.« Und Freddy freut sich schon wieder! Denn vielleicht gibt es bald frisches Geld vom Staat, weil der sich ja um seine Bürger sorgt. Und alles, was gefährlich ist, muss erforscht werden. Das Problem ist aber nun: Viele Leser der Zeitung haben jetzt Angst vor Tomaten und Döner – und das völlig zu Unrecht.

Hier endet der Sendung-mit-der-Maus-Stil, denn außer Korrelationen hat diese Studie nichts ergeben – oder: Außer Hypothesen nichts gewesen. Weder liegt ein wissenschaftlicher Beweis vor, dass Döner Diabetes verursacht, noch jener, dass Tomaten das »Mortalitätsrisiko« erhöhen. Die Ursachen dieser statistischen Zusammenhänge sind: unbekannt! Und das ist fast immer so. Denn ob jemand gesund bleibt oder erkrankt, früh stirbt oder alt wird, das hängt nicht entscheidend von Tomaten, Döner oder anderen Ernährungsfaktoren ab – sondern von einem komplexen und dynamischen Lebensstilgeflecht aus Genen, Umwelt, Arbeit und sozialem Status, gesellschaftlicher Einbindung und Akzeptanz, sexueller und psychischer Zufriedenheit, Stresslevel und Entspannungsfähigkeit und vielen weiteren individuellen Faktoren mehr.

Wie stets in der Ernährungsforschung lautet daher auch bei Forscher Freddy und seinen Freunden das »oecotrophologische Universalcredo«: Nichts Genaues weiß man nicht! Einen der Hauptgründe für dieses nebulöse Wissen um den Gesundheits- oder Schadwert von Nahrung wiederholte Prof. Hans-Georg Joost, ehemals wissenschaftlicher Direktor des Deutschen Instituts für Ernährungsforschung (DIfE), bei der Vorstellung des »Aktionsplans Ernährungsforschung« bereits im Juni 2013: Im Bereich der Ernährung gebe es zwar viele Korrelationen, sehr häufig fehle aber der Beweis für einen Ursache-Wirkungs-Zusammenhang (Kausalitätsnachweis). Aha!

## »Big Phantom« — komplexe Mischung,
### komplett unbekannt

Zu all den bis dato erwähnten Limitierungen der Ernährungsforschung, die eine klare Ursache-Wirkungs-Beziehung unmöglich machen, kommt noch ein weiterer, ganz natürlicher »Kausalitäten-Findungs-Erschwerungsfaktor« hinzu: Wir »wissenschaftsfeindlichen« Menschenkörper essen doch tatsächlich nie über längere Zeit nur ein Lebensmittel isoliert (z. B. Nudeln) oder gar nur einen einzigen Inhaltsstoff (z. B. Zucker), sondern konsumieren, über viele Jahrzehnte hinweg, mehrfach am Tag eine hochkomplexe, stets vollumfänglich individuelle Melange verschiedenster Nahrungsmittel und Getränke – und daraus bildet sich im Zuge des hocheffizienten, permanent laufenden Verdauungsprozesses die »große unbekannte« Mixtur an Metaboliten (Stoffwechselprodukten), von der niemand weiß, was drin ist und wie sie wirkt. Denn wie ein Körper die Nahrung verarbeitet, das ist von Mensch zu Mensch zu verschieden. Dabei kommt es nicht nur auf den Ernährungsmix an, sondern auch auf den individuellen Stoffwechsel und den gesamten Lebensstil. Kurzum: Der körperindividuell komponierte Speisebrei, der täglich neu kreiert und verstoffwechselt wird, entzieht sich der kausalen Verknüpfung durch die Forschung. Wäre Rumpelstilzchen Proband einer Beobachtungsstudie gewesen, hätte er wahrscheinlich vor seinem (Grill-)Feuer hämisch gesungen: »Ach, wie gut, dass niemand weiß, was ich täglich alles scheiß!«

## FAZIT

Wenn also Tomaten das Leben verkürzen, dann ist der Rückgang der Storchenpopulation für die sinkende Geburtenrate kausal verantwortlich!

Wobei, schön wäre es ja, wenn man seine Wahrheiten nach diesem System »stricken« könnte – besonders für alle Chocoholics ... denn gemäß aktuellen WHO-Daten, die im September 2018 publiziert wurden, haben die Schweizer mit 83 Jahren die höchste Lebenserwartung in Europa. Und jetzt raten Sie mal, in welchem europäischen Land die meisten Schokoladenprodukte pro Kopf konsumiert werden? Richtig, in der Schweiz! Da reizt es doch sicher den einen oder anderen helvetianischen Eidgenossen, auf Basis dieser zartschmelzenden Schokorrelation zu frohlocken: »Schweizer Schoki verlängert das Leben!«

Und wenn man jetzt noch folgende Ergebnisse der bis dato umfangreichsten weltweiten Studie zum Body-Mass-Index von Erwachsenen hinzuzieht, die im absoluten Top-Journal *The Lancet* erschien, dann sind »Vieldeutungen zum Multi-Tasking-Mittel Schokolade« kaum noch Grenzen des Denkens gesetzt: »Schweizerinnen haben den tiefsten Body-Mass-Index in Europa«, teilte die Universität Zürich im April 2016 mit ...

Okay, einen haben wir noch, denn aller guten Dinge sind ja bekanntlich derer drei. So haben Wissenschaftler der Columbia University in New York eine Studie im *New England Journal of Medicine* veröffentlicht, die gezeigt hat: Je höher der Schokoladenkonsum, desto mehr Nobelpreise erhält das Land (pro zehn Millionen Einwohner.) Welches Land auch hier auf Platz 1 steht, dürften clevere Leser(innen) bereits antizipiert haben.

Last, but not least: Schokoladenkonsum erhöht *nicht* das Risiko der wichtigsten Erkrankungen wie Schlaganfall, Herzkrankheiten, Typ-2-Diabetes, Darmkrebs und Bluthochdruck – und zeigt auch keinen Einfluss auf den härtesten aller klinischen Endpunkte, die Gesamtsterblichkeit. Bei Schlaganfall und Herzkrankheiten beobachteten die Studienautoren aus Deutschland, Polen und Österreich im *European Journal of Nutrition* 2018 gar eine, wenn auch schwache »inverse Korrelation« – also je mehr Schokokonsum, desto niedriger das Erkrankungsrisiko ...

# 7

# KLARTEXT! 20 WISSENSCHAFTLER REDEN TACHELES

Ernährungsforschung gleicht dem Lesen einer Glaskugel. Klingt hart, aber muss man objektiv-ideologiefrei (leider) so sehen. Warum, das erklären jetzt 20 Wissenschaftler überwiegend aus dem D-A-CH-Raum, deren Einzelstatements schon eindeutig unzweideutig sind – jedoch erst zu einer Stimme konzertiert und in Zusammenhang gebracht, wird klar: Es kann hier keine zwei Meinungen geben. Das sehen die zahlreichen powersellenden Ernährungspäpste & -päpstinnen natürlich ganz anders, aber – bilden Sie sich bitte Ihr eigenes Urteil, um künftig die wild blubbernden postfaktischen Filterblasen ganz schnell zum Platzen zu bringen.

## »BEMITLEIDENSWERTE ERNÄHRUNGSFORSCHUNG«

Der desolate Zustand oecotrophologischer Forschung ist in der Fachwelt schon lange bekannt. So erklärte der damalige Direktor des Deutschen Cochrane-Zentrums, das die Qualität wissenschaftlicher Studien bewertet, Prof. Gerd Antes, bereits 2011: »Die Ernährungswissenschaften sind in einer bemitleidenswerten Lage. Studien in diesem Bereich sind von vielen unbekannten oder kaum messbaren Einflüssen abhängig. Deswegen gibt es immer wieder völlig widersprüchliche Ergebnisse.« [1] Nur ein Jahr später ergänzte sein »Studienbewertungskollege« vom staatlichen IQWiG (Institut für Qualität und Wirtschaftlichkeit im Gesundheitswesen), Dr. Klaus Koch, zur Kernschwäche von Ernährungsbeobachtungsstudien: »Epidemiologische Studien können normalerweise keine Beweise liefern. Punkt.« [2] Daher ist für Prof. Gabriele Meyer, ehemalige Vorsitzende des DNEbM e. V. (Deutsches Netzwerk Evidenzbasierte Medizin) und aktuell Mitglied im Sachverständigenrat von Bundesgesundheitsminister Jens Spahn, klar: »Beobachtungsstudien sind nicht geeignet, präventive oder therapeutische Empfehlungen abzuleiten.« [3] Meyers Nachfolgerin als Vorsitzende des DNEbM e. V. (2015–2017), Prof. Ingrid Mühlhauser, Gesundheitswissenschaftlerin an der Uni Hamburg, erklärte Mitte 2016: »Beobachtungen, auch groß angelegte, sind keine ausreichende Grundlage für eine moderne Medizin.« [4] Einer der Gründe: Beobachtungsstudien liefern ausschließlich Korrelationen (statistische Zusammenhänge), jedoch niemals Kausalitäten (Ursache-Wirkungs-Beziehungen/Beweise). »Zusammenhänge zu beobachten heißt noch nicht, Ursachen zu erkennen«, so Mühlhauser [4] und sie erläutert: »Das Problem bei allen Ernährungsstudien ist die Methodik. Eine Pharmastudie ist verblindet und Placebo-kontrolliert. Aber Sie wissen ja, was Sie gegessen haben. Meistens wird einfach nur nachträglich gefragt, was gegessen wurde. Die einzige wirklich gute Studie, mit einer großen Teilnehmerzahl und über acht Jahre hinweg, hat ergeben, dass es **völlig egal** ist, wie sich die Probanden ernährt haben. Krebs, Herzinfarkt, Schlaganfall, Diabetes – alles gleich.« Und weiter: »Gerade bei den ernährungsmedizinischen Fragen sind die meisten Studien einfach Wissenschaftsmüll.« [5]

Prof. Dirk Haller, Leiter des Lehrstuhls für Ernährung und Immunologie am Wissenschaftszentrum Weihenstephan (WZW) und Direktor des ZIEL, Institute for Food & Health, eines interdisziplinären Zentralinstituts der Technischen Universität München, erklärte das »Forschungsfeld Ernährung« im Jahr 2017 wie folgt: »Im Moment ist eine ganz große Korrelationsära in diesem Feld – und die Tatsache, dass es korrelativ ist, bedeutet, dass man eigentlich **sehr wenig** sagen kann.« [6]

Aber die »korrelative Tatsache« ist nur eine der zahlreichen massiven Limitierungen der Ernährungsforschung, die keine validen, ernst zu nehmenden Aussagen zulässt. Hinzu kommt beispielsweise noch ein wahrhaft fundamentales Problem – die unüberprüfbare Datengrundlage, auf der Ernährungsstudien durchgeführt werden: Denn die Mengen verzehrter Lebensmittel basieren stets auf den **unüberprüfbaren** Eigenangaben der Probanden – das bedeutet, niemand weiß, ob diese Daten wahr sind oder nicht. Prof. Susan Jebb, Ernährungswissenschaftlerin an der Universität Oxford, die mehr als zehn Jahre Chefberaterin mehrerer britischer Regierungen zum Thema Ernährung und Übergewicht war, erklärt es als Frau vom Fach etwas zurückhaltender, aber nicht minder klar:

»Eines der großen Probleme hier ist, dass man dadurch, dass man Leute fragt, was und wieviel sie gegessen haben, nicht unbedingt die Wahrheit erfährt.« [7]

## KLARTEXT-PUBLIKATIONEN
## IN WISSENSCHAFTS-JOURNALEN

Auch in zahlreichen wissenschaftlichen Publikationen wurde jüngst immer wieder auf die systemimmanente Kernschwäche der Ernährungsforschung hingewiesen: Viele ihrer Ergebnisse seien »völlig unglaubwürdig« – und auch eine »weitere Million Beobachtungsstudien« würde keine endgültigen Lösungen liefern. [8] Aufgrund zahlreicher Schwächen dieser Untersuchungen werden Politiker zu »größerer Vorsicht bei Ernährungsempfehlungen« aufgefordert, da diese primär auf Beobachtungsstudien basieren, die nicht durch klinische Studien bestätigt wurden. [9] Prof. Peter Nawroth, Direktor Innere Medizin, Universitätsklinikum Heidelberg, konstatiert klar, dass bei keinem Patienten mit Diabetes, Krebs oder Herz-Kreislauf-Erkrankungen ein Arzt diagnostizieren könne: »Sie haben zu wenig Obst und Gemüse gegessen«, oder: »Sie haben zu viel Fleisch gegessen und zu viel Fruchtsaft getrunken.« Das sei nicht möglich. »Ein kausaler Rückschluss der Erkrankungsgeschichte auf ein spezielles Essverhalten ist nur in extremen Einzelfällen möglich, in der Regel lässt sich dazu nichts sagen«, erklärt Nawroth. Auch eine »Vorbeugung von Volkskrankheiten mittels spezieller Ernährungsempfehlungen« durch Ärzte sei medizinethisch nicht vertretbar, denn dafür fehlten die wissenschaftlichen Belege.

## »NICHT GENÜGEND
## WISSENSCHAFTLICHE EVIDENZ«

Dementsprechend war es nur eine Frage der Zeit, bis im Februar 2016 Prof. Peter Stehle, Präsidiumsmitglied der DGE e. V. (Deutsche Gesellschaft für Ernährung) öffentlich klarstellte, dass die Ernährungsforscher ein Problem haben: »Wir können nicht genügend wissenschaftliche Evidenz liefern.« Denn das sei »tatsächlich schwierig, das Liefern von Belegen«. Die beobachteten Ergebnisse der Ernährungsforschung seien daher »argumentativ natürlich sehr, sehr schwach. Aber das war immer so und wird so bleiben.« Denn zu diesen Studien, die harte Evidenz, also Beweise für beispielsweise gesunde Ernährung, liefern, erklärt Stehle: »Solche Interventionsstudien wird es nie geben.« Auch auf die Frage, wie hoch der Einfluss der Ernährung auf die Gesundheit (Verfassung) ist, spricht Stehle Klartext: »Das lässt sich nicht quantifizieren. Niemand weiß das.« [10]

Sein Kollege Prof. Manfred J. Müller, ehemaliger Leiter des Instituts für Humanernährung an der Universität zu Kiel, erläutert en détail: »Kein Wissenschaftler kann Ernährung genau messen. Das wiederum bedeutet: Alle in den letzten 20 bis 30 Jahren publizierten Beobachtungsstudien zu den Zusammenhängen zwischen Ernährung und Gesundheit/ Krankheit waren und sind fragwürdig. Es könnte also sein, es könnte aber auch nicht sein. Wenn diese Ergebnisse dann in die Öffentlichkeit gelangen, dann ist das sehr schade, denn: Diese Ergebnisse besagen ja nichts.« Einer der vehementesten Kritiker der »Glaskugel Ernährungsforschung« ist Prof. John P. Ioannidis, Stanford University, der im August 2018 Klartext redete: Ernährungsstudien seien voll von methodischen Mängeln und daher nicht aussagekräftig. Ergo empfiehlt er den Autoren von Ernährungsstudien: Nochmals von vorn anfangen! [11]

## »GESUNDE ERNÄHRUNG? KANN MAN NICHT SO GENAU DEFINIEREN«

Ach, wie gut, dass jemand weiß, warum das niemand weiß – so erklärte der wissenschaftliche Vorstand des DIfE (Deutsches Institut für Ernährungsforschung), Prof. Tilman Grune, im August 2016: »Gesunde Ernährung kann man gar nicht so genau definieren.« [12] Sein Kollege Prof. Achim Bub vom Max-Rubner-Institut (MRI), dem Bundesforschungsinstitut für Ernährung und Lebensmittel in Karlsruhe, stellte nur einen Monat später klar: »Wir wissen herzlich wenig über Ernährung.« [13] Dr. Walter Burghardt, Ernährungsmediziner am Universitätsklinikum Würzburg und Vorstandsmitglied im Bundesverband Deutscher Ernährungsmediziner, konkretisierte kurz danach: »Wissen wir denn tatsächlich so genau, was wir brauchen? So weit ist die Medizin noch nicht.« [14] Dieses Kernproblem des »fehlenden Wissens« ist grenzübergreifend bekannt und benannt: »Einerseits wird ständig propagiert, wie wichtig eine gesunde Ernährung ist. Auf der anderen Seite hat die Ernährungswissenschaft bis heute keine schlüssigen Studien für die optimale Ernährung vorgelegt«, mahnte Prof. Jürgen König, Leiter Ernährungswissenschaften, Universität Wien, im Oktober 2016 [15]. Sein österreichischer Kollege Prof. Gerald Gartlehner, Leiter des Departments für Evidenzbasierte Medizin (EbM) der Donau-Uni Krems, erklärt die zwei wesentlichen Gründe für diesen

Mangel an schlüssigen Studien: »Gute Ernährungsstudien sind sehr schwierig durchzuführen, da viele unterschiedliche Faktoren einen Einfluss haben und das Ergebnis verzerren können. Wir wissen etwa, dass Menschen, die sich ausgewogen ernähren, auch eher Sport treiben und mehr auf ihre Gesundheit achten. Zudem fehlt es in diesem Bereich an finanzieller Power.« [16] Und so fragte die FAZ zu Recht: Was ist denn nun wirklich ein gesundes Essen für den Normalbürger? »Tatsächlich weiß das auch heute niemand«, erklärte der Ernährungsmediziner Prof. Hans Konrad Biesalski von der Universität Hohenheim im September 2017. [17]

## »FOLGEN SIE DEM GESPÜR FÜR DEN EIGENEN KÖRPER«

Dementsprechend dünn ist auch das Fazit zu gesunder Ernährung von Experten der Hochschule Fulda. So erklärt Prof. Christoph Klotter: »Meiner Meinung nach kann heutzutage ohnehin keine allgemeine Ernährungsempfehlung mehr ausgesprochen werden. Jeder Organismus verstoffwechselt Nahrung unterschiedlich.« Und weiter: »Es ist schwierig, genau zu sagen, was gesunde Ernährung ausmacht und was nicht. Viele vermeintliche Erkenntnisse sind ins Schwanken geraten … Daher können wir nicht sagen, was alle Menschen unbedingt zu sich nehmen sollen.« Für Haller ist es daher das »Gebot der Stunde«, überhaupt keine spezifischen Ratschläge in Sachen gesunder Ernährung zu geben [6]. Statt Regeln empfiehlt Klotter: »Wenn jeder für sich herausfindet, was gut für ihn ist, finde ich das fantastisch.« [18; 19] Seine Fuldaer Hochschulkollegin Prof. Jana Rückert-John ergänzt: »Was am Ende dann bleibt, ist, sich ausgewogen zu ernähren.« Dabei solle man von allem essen und die »Lust und den Spaß am Essen im Zuge des ganzen Gesundheitswahns nicht verlieren«. [20] Wie einfach das geht, erläuterte Dr. Margareta Büning-Fesel, Vorstand des aid infodienstes und Leiterin des von Ex-Bundesminister Christian Schmidt 2017 eröffneten »Bundeszentrums für Ernährung«, im Mai 2016: »Ich bin überzeugt davon, dass jeder Mensch in der Lage ist, die für ihn beste Ernährung für sich zu entdecken. In erster Linie sollte man dabei seinem Geschmack folgen. Und dem Gespür für den eigenen Körper.« [21] Im März 2017 ergänzte Büning-Fesel die eigentliche Gretchenfrage, und »die sollte sein: Was ist gut für mich – und was nicht?«. [22] Hingegen sollten »gesundheitsbezogene Aussagen über Ernährung stets mit einer gesunden Portion Skepsis betrachtet werden«, so Dr. Rainer Spenger, Geschäftsführer des österreichischen Vereins für Konsumenteninformation (VKI). [16] Prof. König brachte es Ende Mai 2017 auf den Punkt: »Wer ein bisschen über seine Ernährung nachdenkt, braucht keine Ernährungspyramide, sondern nur den gesunden Hausverstand.« [23] Seine Schweizer Kollegin Prof. Christine Brombach, ZHAW Zürcher Hochschule für Angewandte Wissenschaften, liefert dazu die passende praktische Empfehlung: »Essen Sie, was Sie wollen, aber in vernünftigen Mengen.« [24]

Das »(vor-)letzte Wort« gebührt SPD-»Gesundheitsminister in spe« Prof. Dr. Karl W. Lauterbach, der im März 2017 auf die Frage eines WDR-5-Reporters, ob man sagen könne: »Die einzig sinnvolle Ernährung, die gibt es nicht«, antwortete: »Das kann man auf jeden Fall sagen. Das ist klar.« [25] Dem stimmt Prof. Klotter unmissverständlich zu: »Es gibt nicht die eine richtige Ernährung für alle.« [26]

Fassen wir kurz zusammen: Aus diesen statistischen Zusammenhängen resultierend aus Beobachtungsstudien, die keine praktische Relevanz haben, Ernährungsregeln abzuleiten, das ist äußerst fragwürdig – besonders wenn es um die Therapie und Vorbeugung (Präventivmedizin) von Erkrankungen geht. Denn hier sind wissenschaftliche Evidenzen essenziell: »Für alle Maßnahmen oder Empfehlungen muss aus ethischen Gründen belegt sein, dass die Wahrscheinlichkeit des Nutzens größer ist als die des Schadens«, erläutert Prof. Nawroth. »Beobachtungsstudien können das nicht, denn sie liefern keine Belege, sondern nur Hypothesen, nicht mehr.« Die Frage nach Nutzen oder Schaden stellt sich übrigens insbesondere bei der bekanntesten Esserziehungs-Kampagne, die im Kern eine Absatzfördermaßnahme darstellt und die »fünfmal am Tag Obst und Gemüse essen« propagiert (mehr dazu in Kapitel 9).

## ERNÄHRUNGSREGELN »UNWISSENSCHAFTLICH UND DURCH NICHTS BELEGT«

In einer Pressemeldung des SWR zur Sendung »Gesunde Ernährung – was dürfen wir alles essen?« (7. November 2018) stellt die Redaktion klar: »Alle glauben zu wissen, was wirklich gesund ist – vitaminreiches Obst und Gemüse, möglichst fünfmal täglich, wenig Fett und vor allem keine tierischen Fette und dazu Vollkornprodukte. Auch die staatlich finanzierte Deutsche Gesellschaft für Ernährung (DGE) empfiehlt diese Ernährungsregeln. Diabetesforscher Prof. Peter Nawroth von der Uniklinik Heidelberg aber ärgert sich über deren Stellenwert in der Gesellschaft: ›unwissenschaftlich und durch nichts belegt‹ lautet sein Fazit. Die Bedeutung von gesunder Ernährung für ein längeres, gesünderes Leben wird aus seiner Sicht völlig überschätzt, die Empfehlungen in Sachen Vollkorn, Fett oder Vitamine hält er für ›totalen Blödsinn‹. Er sagt: ›Im Grunde wissen wir nicht, wie viel exakt nötig ist. Müssen wir aber auch gar nicht. Denn außer sehr schwer kranken Menschen, Krebspatienten zum Beispiel, leidet niemand bei uns an Vitaminmangelerscheinungen. Das, was wirklich etwas ausmacht, für die Gesundheit der Menschen, ist die Menge, die sie essen. Krank macht sie, wenn sie viel zu viel essen. Was sie essen, ist eigentlich ziemlich egal.‹« Klare Ansage.

## SCHWARZE STRÜMPFE VERLÄNGERN DAS LEBEN!?

Unterstützung erhalten die genannten Medizinexperten von Prof. Walter Krämer, Professor für Wirtschafts- und Sozialstatistik an der Technischen Universität Dortmund. Für ihn sind die zahlreichen Erkenntnisse aus Beobachtungsstudien »mit großer Wahrscheinlichkeit gar nur Artefakte einer schlampig ausgewerteten Statistik«. Da nutzt auch ein häufiges Instrument der »Datenbereinigung« nichts: das Herausrechnen möglicher ergebnisverzerrender Störfaktoren (Confounder), um die statistische Beziehung eines einzelnen Faktors als »Ursache der Wirkung« zu isolieren. So werden beispielsweise die Lebensstilfaktoren der Probanden um Alkoholkonsum, Sport, Gewicht und Rauchen »bereinigt«, damit die Forscher z. B. den Zusammenhang zwischen »Gemüsekonsum und Lebenserwartung« isolieren können. Das Ziel dieser Datenwäsche sind klarere Aussagen, sodass die bereinigten Faktoren keine Rolle mehr beim Studienergebnis spielen, sondern nur noch der Gemüsekonsum als Ursache in Frage kommt. Diese statistischen Rechenspiele schärfen zwar eine

Korrelation (Zusammenhang), liefern aber trotzdem niemals eine Kausalität (Beweis). »Sie können genauso gut die Daten von Beobachtungsstudien derart bereinigen, dass Sie einen klaren Zusammenhang zwischen der Strumpffarbe und der Lebensdauer herausrechnen. Das macht diese Korrelation jedoch genauso wenig glaubhaft und bedeutsam wie der gleiche Bezug zwischen Gemüsekonsum und Lebenslänge«, erklärt Statistikexperte Krämer. Denn angesichts des hohen Komplexitätsgrads und damit der unendlich vielfältigen Faktoren, die ein Menschenleben beeinflussen, können Ernährungsepidemiologen letztlich nie genug Variablen berücksichtigen. Vielleicht ist das einer der Gründe, weshalb die sieben großen oecotrophologischen D-A-CH-Institutionen die generelle Einteilung in gesunde und ungesunde Lebensmittel einstimmig ablehnen (siehe Kapitel 19). Ein wichtiger Schritt in die richtige Richtung …

 **FAZIT**

Beobachtungsstudien können keine Beweise für gesunde Ernährung erbringen, weil sie nur Korrelationen (Zusammenhänge), aber niemals Kausalitäten (Beweise) liefern!

Dafür liefern sie aus Sicht der *Ärzte Zeitung* im September 2018 etwas ganz anderes, und zwar einen »sozialen« Wert: »Studien zum Einfluss der Ernährung haben zwar einen geringen wissenschaftlichen Wert – dafür sind sie methodisch in der Regel einfach zu schlecht. Aber sie liefern immerhin einen gewissen Unterhaltungswert und eignen sich damit für den nächsten Party-Small-Talk. Schließlich spekulieren viele Menschen leidenschaftlich gerne darüber, welche Diät die gesündeste ist.«

## QUELLEN

[1]   Süddeutsche Zeitung:»Falsche Früchtchen«.

[2]   Spiegel Online:»Überschätzte Gesundheitsstudien: Wer zu viel glaubt, bleibt dumm«.

[3]   Novo Argumente:»Ernährungsregeln – wo bleiben die Daten?«.

[4]   brand eins:»Das Vertrauen in die Medizin sollte erschüttert werden«.

[5]   SWR:»Doku über die Furcht vor der Fehlernährung« (Pressemeldung & TV).

[6]   Spektrum der Wissenschaft:»Das Abnehm-Paradox« (Video:»Was ist gesunde Ernährung?«).

[7]   Der Tagesspiegel:»Jojo-Diäten sind kein Problem«.

[8]   Implausible results in human nutrition research: Definitive solutions won't come from another million observational papers or small randomized trials.

[9]   Limitations of Observational Evidence: Implications for Evidence-Based Dietary Recommendations.

[10]  General-Anzeiger Bonn:»Der Verbraucher versteht das Wort Risiko nicht«.

[11]  Neue Zürcher Zeitung:»Ins Essen verbissen«.

[12]  Märkische Allgemeine:»Wissenschaft in Potsdam«.

[13]  Lübecker Nachrichten:»Nahrungsergänzung? Braucht kein Mensch!«.

[14]  Main-Post:»Gesunde Ernährung: Auch mal ein paar Gummibärchen«.

[15]  Süddeutsche.de:»Ernährungswahn«.

[16]  Der Standard:»Ernährung: Boom, Mythen und Gerüchteküche«.

[17]  FAZ:»Eine einzige fette Lüge«.

[18]  DocCheck:»Brotzeit schlägt Steinzeit«.

[19]  Spiegel Online:»Keine Religion aus dem Essen machen«.

[20]  n-tv.de:»Günstiges Essen ist Wohlstandsindikator«.

[21]  GEO Wissen Ernährung, Nr. 1 2016, S. 111.

[22]  Badische Zeitung:»Ernährungsirrtümer – gibt es gutes und böses Essen?«.

[23]  Der Standard:»Essen: Was uns aufbaut, was uns schadet«.

[24]  bluewin.ch:»Wir leben in einer Mampf- und Fress-Gesellschaft«.

[25]  WDR 5 Funkhausgespräche:»Wenn Ernährung zur Sünde wird«.

[26]  Apotheken Umschau:»Ernährung wird ideologisch überfrachtet«.

**INFOKASTEN 1: »DAS HALBE DUTZEND DER UNWISSENHEIT«**

**Beobachtungsstudien** – das Fundament der Ernährungsforschung. Diese Studien, auf denen das gängige Ernährungs(halb)wissen basiert, können keine Beweise (Kausalitäten) liefern, sondern nur vage Vermutungen und Hypothesen abgeleitet von schwachen Korrelationen.

**Korrelationen** – statistische Zusammenhänge, über deren tatsächliche Verbindung man nichts weiß. Bsp.: Rotweintrinker leben länger. Liegt es am Rotwein oder am »Rest« des Lebensstils, weil diese Menschen mehr Geld haben, eine bessere Gesundheit, höhere Jobs etc.? Eine Korrelation liefert keine Kausalität!

**Kausalität** – Ursache-Wirkungs-Beziehung, die Mangelware der Oecotrophologie schlechthin. Ein einfaches Beispiel: Skorbutkranke haben einen Vitamin-C-Mangel. Gleicht man diesen aus, verschwindet die Erkrankung vollständig. Ursache: Vitamin-C-Mangel → Wirkung: Skorbut.

**Randomisierung** – einer der wichtigsten Studienfaktoren: das zufällige Verteilen der Menschen in die Studiengruppen, damit diese vergleichbar sind. Im Bereich der »großen Ernährungsfragen« ist die Randomisierung jedoch unmöglich umsetzbar, z. B. wenn man wissen will, ob vegetarische Ernährung gesünder ist als »Alles-Essen«: Denn welcher Steak-Freund hört schon gern: »Sie sind in die vegetarische Gruppe gelost worden und dürfen jetzt fünf Jahre lang während der Studienlaufzeit kein Fleisch essen.« Umgekehrt will man sich den Aufschrei der Empörung gar nicht vorstellen: Ein Vegetarier wird in die Allesesser-Gruppe randomisiert. Hinzu kommt: Placebo-Fleisch wäre auch noch nötig, aber das gibt es ebenfalls nicht.

**Fehlende Dosis-Wirkungs-Beziehung** – in den meisten Studien zeigt sich eine sogenannte J- oder U-Kurve, d. h., beispielsweise die Menschen mit niedrigem **und** hohem Wurstverzehr sterben früher als die mit moderatem Konsum. Es liegt demnach keine aussagekräftige und auf Kausalität hindeutende Dosis-Wirkungs-Beziehung vor, bei der mit steigendem Verzehr ein wachsendes Risiko einhergehen müsste.

**»Wachsweiches« Datenfundament** – die Mengen an verzehrten Lebensmitteln, also die Studiengrundlage, basieren stets auf den unüberprüfbaren Eigenangaben der Probanden. Und hier weiß man: Es wird gern geschummelt, die Antworten sind (fast) nie 100 % ehrlich, Stichwort »Underreporting« – aus Gewissensgründen wird gern mehr vermeintlich »gesunde Kost« angegeben, dafür die »bösen« Lebensmittel nach unten »korrigiert«. Ergo: Man kann allein die Datengrundlage schon nicht ernst nehmen, denn sie ist alles andere als valide. Und oftmals wird diese nur ein einziges Mal zu Beginn einer Studie abgefragt, die zehn Jahre oder länger läuft.

Dazu passt abschließend folgende Erkenntnis, die DER SPIEGEL Mitte 2017 zum Besten gab: »Ausgerechnet die Ernährung, ein Thema, das jeden betrifft, widersetzt sich ein paar Grundregeln der seriösen Forschung: randomisierte Doppelblindstudien? Eine absurde Vorstellung. Ernährungsforschung weist methodische Schwächen und wissenschaftliche Lücken auf. Ausgerechnet die fundamentale Frage der Lebensführung umgibt daher ein Mythenkranz aus Spekulationen und unbewiesenen Hypothesen.«

Für Detailinteressierte: Einen ausführlichen Überblick über die diversen Studien und deren Aussagekraft liefert die Grafik auf: https://www.eufic.org/en/understanding-science/article/hierarchy-of-science-evidence-infographic

**INFOKASTEN 2: OFFENE SELBSTKRITIK IN FÜHRENDEM ERNÄHRUNGS-JOURNAL & FORDERUNG NACH »RADIKALREFORM« IM JAMA – QUO VADIS, OECOTROPHOLOGIE?**

Rufen Sie sich kurz die Statements ab Seite 49 ins Gedächtnis: Viele Ergebnisse der Ernährungsforschung seien »völlig unglaubwürdig« – und auch eine »weitere Million Beobachtungsstudien« würde keine endgültigen Lösungen liefern. Aufgrund zahlreicher Schwächen dieser Untersuchungen werden Politiker zu »größerer Vorsicht bei Ernährungsempfehlungen« aufgefordert, da diese primär auf Beobachtungsstudien basieren, die nicht durch klinische Studien bestätigt wurden.

Diese Aussagen liefern den Grundstein für die folgende Publikation im renommierten *European Journal of Nutrition*, in dem niederländische (Ernährungs-)Wissenschaftler im Juli 2017 hart mit ihrem Forschungszweig ins Gericht gehen: »Capable and credible? Challenging nutrition science«. Sie stellen demnach nicht nur die Frage in den Raum, ob Ernährungsforschung noch »fähig und glaubwürdig« ist, sondern sie beantworten sie gleich im Titel der Publikation selbst: Es ist eine sehr, sehr schwierige Herausforderung, den beiden Attributen gerecht zu werden, denn die Forscher konstatieren ...

»ERNÄHRUNGSWISSENSCHAFT ...

... SCHEINT IN EINER KRISE ZU STECKEN ...

... SIEHT SICH MIT ÖFFENTLICHER ZURÜCKHALTUNG KONFRONTIERT, IHREN WISSENSCHAFTLICHEN ERGEBNISSEN VERTRAUEN ZU SCHENKEN ...

... TRIFFT AUF SYSTEMIMMANENTE GRENZEN ...

... BLICKT DEN LIMITIERUNGEN IHRER FÄHIGKEITEN UND GLAUB-
WÜRDIGKEIT ENTGEGEN, DIE IHREN GESAMTGESELLSCHAFTLICHEN
WERT BEHINDERN/SCHMÄLERN ...

... IST IN EINEM TEUFELSKREIS GEFANGEN ...«

Das ist Klartext. Die Holländer waren zwar nicht bei der WM 2018 dabei, aber sie haben klar erkannt, dass der »Oecotrophologiekarren« in einer Sackgasse mit Vollkaracho gegen die Wand brettert (und dort zerschmettert?). Dementsprechend fordern die Autoren ihre Wissenschaftskolleg(inn)en fachübergreifend auf, sich daran zu beteiligen, die massiven Limitierungen aufzuzeigen und offen anzusprechen, um einen Weg aus der ausweglosen Situation, aus der Totalblockade, aus dem Stillstand zu finden (»... escape the current deadlock ...«). Dazu führen sie im Anschluss zahlreiche Ebenen auf, wo die »Neo-Oecotrophologie« Lösungen erarbeiten muss, um zukunftsfähig zu bleiben. Ihr Fazit lautet:

»Ernährungsforschung muss aktiv nach neuen innovativen Konzepten suchen, um die Auswirkungen der Ernährung auf die Gesundheit des Menschen im realen Leben künftig ganz genau zu analysieren – und das in Zusammenarbeit mit anderen Wissenschaftsdisziplinen als ›Co-Creators‹ einer neuen Ernährungswissenschaft. Die Neuerfindung der Ernährungswissenschaft wird ein Experiment im echten Leben.«

Ins gleiche Horn blies nur ein Jahr später, im September 2018, der Ihnen aus »Klartext! 20 Wissenschaftler reden Tacheles« bereits bekannte renommierte Gesundheitswissenschaftler Prof. John P. A. Ioannidis von der Stanford University in seinem im *JAMA* publizierten Standpunkt *The Challenge of Reforming Nutritional Epidemiologic Research*: Er kritisierte die Ernährungsforschung erneut unmissverständlich scharf wegen ihrer

»Korr-zu-Kausa«-Mentalität und forderte einen Total-Relaunch dieses Forschungszweigs. »Das sich abzeichnende Bild der Ernährungsepidemiologie ist nur schwer mit guten wissenschaftlichen Prinzipien in Einklang zu bringen. **Das Feld braucht eine radikale Reform!**«

En détail führt er folgende Gründe – Limitierungen – auf, die zeigen, in welch willkürlich-wahllosem und nichtssagendem »Gewand der Wissenschaft« die Ernährungsforschung die Öffentlichkeit blendet, und die diesen alternativlosen Neustart erforderlich machen:

→ In aktuellen Metaanalysen prospektiver Kohortenstudien (Beobachtungsstudien) korrelierten nahezu *alle* Lebensmittel signifikant mit dem Sterberisiko.

→ Die Studienautoren verwenden oftmals »Kausalsprache« in der öffentlichen Kommunikation ihrer ausschließlich korrelierenden Beobachtungsforschung.

→ Selbst wenn die Forscher ihre Kausalformulierungen mit Vorbehalten garnieren, vermitteln die Medien trotzdem Kausalbotschaften.

→ Der Forschungszweig krankt sowohl an immensem Confounding (Störfaktoren) und Bias (Verzerrungen) als auch an selektiver Darstellung der Ergebnisse.

→ Oftmals werden aus einer Kohorte (Studiengruppe) nur »ausgewählte Datenscheibchen« veröffentlicht und mit einer Selektivbotschaft kommuniziert, ohne auf die weiteren/alle Ergebnisse dieser Kohorte hinzuweisen (die die Selektivaussagen relativieren/neutralisieren können).

→ Keine derzeit verfügbare Kohorte bietet ausreichend Information zum Ausschluss der Confounder bei Ernährungskorrelationen.

→ Die Selbstangaben der Probanden sind fehlerhaft.

→ Menschen konsumieren tausende chemischer Verbindungen in Millionen möglicher Kombinationen (in mehr als 250.000 unterschiedlichen Nahrungs-/Lebensmitteln) und unterschiedlichen Zubereitungsformen bei individueller Genetik, Stoffwechsel, Alter und Umweltbedingungen. Wie will man aus dieser hohen Komplexität der diversen Variablen Kausalaussagen zu einzelnen Lebensmitteln oder gar Inhaltsstoffen (Kohlenhydrate, Fett) extrahieren? Herausfordernd – wenn nicht gar unmöglich!

→ Ernährungsepidemiologie an sich ist und bleibt unzuverlässig/unglaubwürdig.

→ Ungeachtet aller wichtigen Limitierungen und Mängel/ Unzulänglichkeiten der Ergebnisse von Ernährungsbeobachtungsstudien werden ebendiese in zahlreichen anderen Publikationen immer weiter zitiert.

→ Ernährungsforschung könnte der öffentlichen Wahrnehmung von Wissenschaft i. A. schaden und verwirrt/verunsichert die Bevölkerung.

→ Die Radikalreform der Ernährungsforschung ist längst (über-)fällig!

Ioannidis legt abschließend eine Reihe von Notwendigkeiten dieser Reform dar, die aufzeigen, wie die Neo-Oecotrophologie »auf vollkommen neuen Wegen« künftig gestaltet sein sollte und muss. Bislang hat man davon in der Öffentlichkeit noch nichts mitbekommen. Aber im Sinne des absolut begrüßenswerten niederländischen und Ioannidis'schen Reformgeistes: Lassen wir uns überraschen, was noch kommen wird ...

Überraschenderweise hat die Cornell University Ende 2018 einen ihrer prominentesten Ernährungsforscher entlassen, nachdem das renommierte Topjournal *JAMA* sechs seiner Studien aufgrund starker wissenschaftlicher Zweifel zurückgezogen hatte. Die Erklärung ist amüsant: »Die Forscher haben bei den Analysen ihrer Daten so lange an den statistischen Formeln gedreht, bis etwas herauskam, das zu irgendeiner Ernährungshypothese passte, die sie dann aufstellten.« (*Süddeutsche Zeitung*) Aber, liebe *JAMA*ner, das ist doch Standard in der Ernährungswissenschaft! Nur mittels ausgebuffter statistischer Datenmassagen und Zahlenknetereien bekommt man die gewünschten wachsweichen Korrelationen – die dann aber noch immer bis zum St.-Nimmerleins-Tag jegliche Kausalität schuldig bleiben werden. Und dafür flog nun ein Star-Professor von der Uni ... Bauernopfer?

**8**

# ICH BIN DANN MAL RAUS – ERNÄHRUNGSWAHN OHNE MICH

Mit Ihrem neu gewonnenen Wissen aus den vorherigen Kapiteln können Sie nun jede Schlagzeile zu bahnbrechenden Ernährungserkenntnissen sofort richtig einschätzen. Denn die meisten Ergebnisse sind nicht mehr als pseudowissenschaftliche Fakes, die postfaktische Filterblasen füllen; sozusagen reale Science Fiction. Ein wenig Übung gefällig? Dann nehmen wir uns ein paar beeindruckende Schlagzeilen der jüngeren Vergangenheit vor, um diese fachgerecht zu analysieren:

»FISCHMAHLZEITEN SENKEN RHEUMARISIKO«,

»SCHLECHTE ERNÄHRUNG BEGÜNSTIGT SCHWERES ASTHMA UND HEUSCHNUPFEN«,

»SCHOKOLADE SCHÜTZT VOR SCHLAGANFALL«,

»EINSCHULUNG MACHT KINDER DICK«,

»FLEISCHKONSUM ERHÖHT STERBERISIKO«,

»FLEISCHVERZEHR FÖRDERT HYPERAKTIVITÄT«,

»ZUCKER ERHÖHT HERZERKRANKUNGS-GEFAHR«,

»ZUCKER MACHT SÜCHTIG WIE KOKAIN«,

»SALZREDUKTION SCHÜTZT VOR HERZSCHWÄCHE«,

»VERZICHT AUF FRÜHSTÜCK ERHÖHT DAS HERZINFARKTRISIKO«

Alle diese aufgeführten Aussagen haben eines gemeinsam: Banale Zusammenhänge (Korrelationen) aus Beobachtungsstudien wurden zu Ursache-Wirkungs-Beziehungen umgedeutet. Bei keiner dieser Schlagzeilen liegt auch nur der Hauch eines Beweises vor. Somit gaukeln diese Headlines wissenschaftliche Erkenntnisse vor, wo keine sind. Wenn Sie künftig derartige Meldungen lesen, dann wissen Sie Bescheid. Wann immer Ernährungserkenntnisse mit einem Kausaltenor wie »A macht B«, »C erhöht D«, »E senkt F«, »G fördert H« oder »I lindert J« verkauft werden, sollte sofort die innere antiernährungspropagandistische Warnleuchte blinken.

## KÖNNTE KANN ALLES …

Wären diese Meldungen jedoch im Konjunktiv formuliert, dann wäre die Aussage wiederum in Ordnung. Aber »Obst **könnte** vor Herzinfarkt schützen«, »Fleischkonsum **könnte** das Sterberisiko erhöhen« oder »Salzreduktion **könnte** vor Herzschwäche schützen«, das klingt einfach zu lasch. Könnte könnte fast alles im Leben, denn wie die DGE einst clever formulierte: Was wir essen, hat einen Einfluss auf ernährungsmitbedingte Erkrankungen; welchen genau, weiß natürlich niemand. Das gilt übrigens auch für den Weg zur Arbeit, die Gene, die Umwelt, die gesellschaftliche Akzeptanz, den Stresslevel, die soziale und sexuelle Zufriedenheit und weitere Faktoren, die allesamt Krankheit oder Gesundheit mitbedingen – und zwar diffus und nicht konkretisierbar, da die einzelnen, sich gegenseitig beeinflussenden Lebensstilfaktoren studientechnisch nicht aus der Gesamtlebensmatrix herausisolierbar sind …

Neben dem Konjunktiv gibt es noch eine weitere Möglichkeit, Ernährungserkenntnisse aus Beobachtungsstudien korrekt zu formulieren: die einfache Darstellung des entdeckten Zusammenhangs. Zwei Beispiele:

»WENIGER HERZINFARKTE BEI ERDBEER-
UND BLAUBEERESSERN«,

»MEHR SCHOKOLADE, MEHR NOBELPREISE – KAKAO MACHT
WOHL SCHLAU«

Hier wird also keine Kausalität suggeriert, sondern höchstens vermutet. Ist die Aussage derart vorsichtig formuliert, so finden sich in den Artikeln meist auch die wesentlichen Hinweise auf die Aussagekraft (oder besser Aussageschwäche) dieser statistischen Zusammenhänge – wie das folgende fiktive Beispiel verdeutlicht: »Wie immer bei Beobachtungsstudien muss man in Betracht ziehen, dass der hohe Erdbeerkonsum eventuell nur ein Indikator für einen speziellen Lebensstil ist. Die Ursachen für die beobachtete ›schützende‹ Wirkung der Erdbeeren sind im realen Leben wahrscheinlich ganz woanders zu suchen.«

Nachfolgend ein weiteres vorbildliches Beispiel dieses »Hinweises zur limitierten Aussagekraft«, publiziert 2014 im *Deutschen Ärzteblatt* anlässlich einer Studie, in der Diabetesprävention durch Joghurt untersucht wurde: »Trotz der übereinstimmenden Ergebnisse aus zwei getrennten Analysen und der hohen Qualität der Studien, die eine Reihe von anderen Erklärungen – von Alter und Body-Mass-Index über Rauchen und Bluthochdruck bis zu spezifischen Gesundheits- und Verhaltensmerkmalen – ausschließen, sind die Ergebnisse **kein Beweis** für eine diabetespräventive Wirkung. Es bleibt immer denkbar, dass andere Aspekte eines gesunden Lebensstils, die nicht von den Studien erfasst wurden, für die protektive Wirkung verantwortlich sind.«

## MILCH MORTALE!

Ein schönes Beispiel für diese mediale Studiendarstellungs-Systematik lieferte eine schwedische Milch-Studie, die im Oktober 2014 im *British Medical Journal* publiziert wurde und deren Ergebnis die gesamte deutsche Medienlandschaft überschwemmte: »Viel Milch senkt *womöglich* die Lebenserwartung« (Die Welt), »Zu viel Milch *kann* zu früherem Tod führen« (Focus), »Studie: Drei Gläser Milch täglich führen zu verfrühtem Tod« (Rheinische Post), »Viel Milch führt *womöglich* zu früherem Tod« (Zeit Online) oder »Schwedische Studie: Drei Gläser Milch am Tag *können* tödlich sein« (Bild Online).

Merken Sie was? Alle Schlagzeilen weisen zu Recht auf ein *womögliches Können* oder *Kann* hin, nur ein Medium kann es nicht lassen – hier führt die Milch zum Tod. Vorbildlich waren die Medien, die ganz klar auf die fehlende Kausalität hinwiesen: »Die Studie kann nicht beantworten, ob der Milchkonsum die Ursache für die erhöhte Todesrate darstellt. Es ist zum Beispiel möglich, dass andere, in der Untersuchung nicht bedachte Faktoren die erhöhten Risiken der Milchtrinker erklären« (Spiegel Online).

Doch Milch kann nicht nur »töten«, sondern auch das Herz »schützen« – vermutlich, gegebenenfalls, eventuell, möglicherweise ... Daher nachfolgend noch eine »positive Ausgleichsstudie« aus dem September 2018, die ebenfalls sehr schön verdeutlicht, wie eine korrekte Darstellung von Ernährungsglaskugelstudien auszusehen hat:

»Milchprodukte **könnten** vor Herz-Kreislauf-Erkrankungen schützen«, titelte das *Deutsche Ärzteblatt* auf Basis einer Beobachtungsstudie, die in *The Lancet* erschien. Die konkreten Korrelationsschönrechnereien ersparen wir uns – kommen wir lieber direkt zum Ende des Artikels, denn hier steht, worauf es wirklich ankommt: »Es gelten die üblichen Kritikpunkte für prospektive Beobachtungsstudien, die eine Assoziation herstellen, aber keine Kausalität belegen können. Denkbar ist, dass Milchliebhaber aus anderen Gründen gesünder leben. Eine weitere Schwäche der Studie ist, dass die Ernährung nur einmal zu Beginn der Studie erhoben wurde und die Angaben bei Umfragen zur Ernährung auch in detaillierten Fragebögen vage sind.«

Genauso ist es. Und genau diesen Passus werden wir noch Myriaden Male lesen, weil die »Geburtsmaschine Beobachtungsstudien« weiterhin in hoher Frequenz Korrelationen gebiert – aber unabhängig von der Anzahl wird sich an dieser fundamentalen Erklärungsschwachstelle bei allen kommenden Ernährungsbeobachtungsstudien nichts ändern. Nichtsdestotrotz fordern auch die Milch-Schweden wie zu erwarten »weitere Studien, um die Ergebnisse zu bestätigen«. Interessant ist in diesem Zusammenhang die »weitere Studie« im *British Journal of Cancer*, die ebenfalls im Oktober 2014 publiziert wurde: Wer an Laktoseintoleranz leidet, hat weniger Brust- und Lungenkrebs. Ob es am reduzierten Milchkonsum der Milchzucker-Intoleranten liegt? Keiner weiß es ...

### FAZIT

Aber Sie wissen nun, wie man schlechte Schlagzeilen zu Ernährungsstudien schnell entlarvt: »Nahrungsmittel A erhöht/senkt/fördert Krankheit B« – das kann nicht sein! Ihnen macht so schnell keiner mehr ein X für ein U vor ... War das schon immer so? Erinnern Sie sich noch an April 2019? Vielleicht sind Sie »damals« noch auf folgende Lügengeschichte reingefallen:

## VOLLKORNBROT FÜR AFGHANISTAN!

Weil es so schön war ... und zahlreiche Medien mal wieder bei der kollektiven Desinformationskampagne »brav« mitgespielt haben ... folgt nun noch ein »Korr-zu-Kausa«-Paradebeispiel aus dem April 2019. »Jeder fünfte Todesfall geht auf falsche Ernährung zurück«, »Ungesunde Ernährung tötet mehr Menschen als Tabak«, »Elf Millionen Menschen sterben jährlich an ungesunder Ernährung« – so und in weiteren kreativen »Todesfacetten« kolportierten zahlreiche Medien die (natürlich frei erfundene) Kausalevidenz. Anlass dafür war eine Übersichtsarbeit primär basierend auf – wie sollte es anders sein – Beobachtungsstudien, publiziert im hoch angesehenen Medizinjournal *The Lancet*. Dabei wurden die Essgewohnheiten in 195 Ländern erhoben und die von den Probanden – vermeintlich – verzehrten Lebensmittel willkürlich in 15 Gruppen »gesund« und »ungesund« eingeteilt (warum das nicht möglich ist, wissen Sie als Leser dieses Buchs inzwischen –

bei noch immer währenden Zweifeln sei Ihnen das später folgende Minikapitel »5 am Start« empfohlen). Anschließend berechneten die »Forscherfreddys« (Sie erinnern sich an Freddy?) noch al gusto ihre eminenzbasierten (ergo frei erfundenen) »optimalen Verzehrmengen« der guten und bösen Speisen. Anschließend kamen die Statistikzauberer zum Zug und korrelierten die Kategorien mit den Todesfällen. Heraus kam: In Afghanistan, Usbekistan und auf den Marshallinseln sterben die meisten Menschen weltweit an »zu wenig Vollkorn, zu wenig Nüssen und Obst oder zu viel Salz«! Doch das ist, Sie ahnen es: Eine reine Farce.

Als würden im seit Jahrzehnten bürgerkriegsgeschüttelten Afghanistan die Menschen wegen zu wenig Vollkorn und Nüssen frühzeitig das Zeitliche segnen – das grenzt schon an bitterzynische Realsatire. Dabei räumen selbst die Autoren die zahlreichen Limitierungen (u. a. keine Kausalevidenz, fast nur Beobachtungsstudien, zu viele Confounder, hohes Publikationsbias) ihres eigenen Bullshit-Papers ein. »Mit den hauptsächlich verwendeten Beobachtungsstudien können wir keine Ursachen feststellen, sondern nur Zusammenhänge«, offenbarte auch einer der deutschen Mitautoren, Dr. Toni Meier, Martin-Luther-Universität Halle-Wittenberg (WAZ). Lassen wir abschließend zwei unabhängige Wissenschaftler »frei von Ernährungsideologien« die Studie bewerten: »Es ist schon fast vermessen, solche Zahlen in die Welt zu setzen. Vor allem in Ernährungsfragen ist die Zuschreibung von Todesfällen auf eine ganz bestimmte Ursache reine Kaffeesudleserei. Eine Korrelation ist reine Spekulation«, kritisiert Prof. Walter Krämer, Wirtschafts- und Sozialstatistiker an der Technischen Universität Dortmund – und Dr. Jana Meixner vom Department für Evidenzbasierte Medizin der Donau-Uni Krems betont: »Aus solchen Beobachtungsstudien können keine Ernährungsempfehlungen abgeleitet werden« (*Der Standard*). Muss zu dieser Desinformationskampagne noch mehr gesagt werden? Traurig, aber wahr.

# 9

## 27/5-KAMPAGNE –
## ÜBERGEWICHT & KAFFEE

Wer sich ein wenig mit Ernährungsregeln auskennt, kennt sicher die Sperrspitze »gesunder« Ernährung: die Kampagne »5 am Tag« (Obst und Gemüse essen). Dass dafür keinerlei Kausalevidenz für »mehr Gesundheit« existiert und niemals generiert werden kann, sei einfach der Vollständigkeit halber nochmals kurz explizit erwähnt. Aber trotz der Tatsache, dass Ernährungsforschung keine Beweise liefern kann, wird fleißig weiter geforscht, inzwischen so viel, dass keiner mehr wirklich weiß, ob wenigstens die gängigen Korrelationen noch stimmen. So hat die weltgrößte Ernährungsstudie EPIC mehrfach ergeben: Ein statistisch signifikanter Zusammenhang zwischen Krebs und Obst- und Gemüsekonsum ist nicht errechenbar. Also schützen Obst und Gemüse wider Erwarten doch nicht vor Krebs?

»Die fünf Portionen Obst und Gemüse waren in Bezug auf Krebs leider ein Hype«, erklärte im Mai 2013 Deutschlands oberster Krebs-Aufklärer Prof. Rudolf Kaaks vom Deutschen Krebsforschungszentrum in Heidelberg in mehreren großen deutschen Tageszeitungen. Anfang 2014 bekräftigte Kaaks seine Aussagen zu Obst- und Gemüsekonsum und Krebsentstehung: »Keinerlei Beziehung, nullkommanull« (*Süddeutsche Zeitung*). Und Dr. Jutta Hübner von der Deutschen Krebsgesellschaft mahnte fast zeitgleich in der medizinischen Fachzeitschrift *Onkologie heute*, dass man sich generell bei Ernährung und Krebs »kaum auf belastbare Forschungsergebnisse stützen kann«. Da die Krebsprophylaxe Ende der 1990er Jahre der Grund für die Einführung von »5 am Tag« war, könnte man die Kampagne nun konsequenterweise einstampfen …

Generell existiert kein einziger wissenschaftlicher Beweis, dass irgendein Lebensmittel oder eine Ernährungsweise Krebs verursacht oder vor Tumoren schützt.

»Unsere Forschung zeigt, dass es unwahrscheinlich ist, dass bestimmte Lebensmittel oder Nährstoffe Einzelfaktoren für die Entstehung oder den Schutz vor Krebs sind«, konstatierte auch Giota Mitrou, Direktorin des World Cancer Research Fund (WCRF), bei der Vorstellung der jährlichen Empfehlungen zur Krebsprävention 2019. Nichtsdestotrotz promotete die gemeinnützige Stiftung Deutsche Krebshilfe e. V. im Januar 2019 einen Präventionsratgeber »Gesunder Appetit!«, mit dem »Aktiv gegen Krebs« vorgebeugt werden soll. Der Fokus liegt dabei auf: Ernährung. Nur: Was soll das? Ad hoc liegt nur eine Erklärung nahe: Auch die Krebshilfe will von der öffentlichen Paranoia auf dem Teller profitieren.

Zurück zum »krebsneutralen« Obst und Gemüse: Entgegen den EPIC-Ergebnissen und den Kaaks'schen Klarstellungen sieht die Presseabteilung von »5 am Tag e. V.« das jedoch ganz anders: »Die Datenlage zeigt auch für eine Reihe weiterer Krankheiten wie Krebs ... ein präventives Potenzial eines erhöhten Verzehrs von Gemüse und Obst.« Über die Gründe, warum die »Pflanzen-Befürworter« dem aktuellen Wissensstand widersprechen, lässt sich nur spekulieren: Man muss wichtig bleiben, um weiterhin reichhaltig Fördergelder zu erhalten, damit man selbst am Leben bleibt. Denn je mehr Versprechungen zur Förderung der Volksgesundheit man macht, desto wichtiger scheint man zu sein und umso besser wird man wahrgenommen. Dabei hat insbesondere »5 am Tag«, das Flaggschiff der Ernährungspropaganda, ein großes Problem: Es ist unbekannt, welche Auswirkungen die Kampagne auf die Gesundheit der Bevölkerung hat, denn es existiert kein Nutzennachweis, dass diese ernährungspolitische Maßnahme die Gesundheit der Bundesbürger fördert. Daher kann auch ein Schaden nicht ausgeschlossen werden; nach den gängigen Erklärungsmodellen der Ernährungsforschung sind negative Auswirkungen sogar durchaus denkbar.

## SEIT DER »5-AM-TAG«-KAMPAGNE: 80 % MEHR MAGEN-DARM-ERKRANKUNGEN

Da die Empfehlungen der DGE nicht wissenschaftlich abgesichert sind, kann der reichhaltige Verzehr von Pflanzenkost nicht pauschal als »gesund« abgehakt werden. Denn es ist sogar möglich, dass der staatliche Aufruf zu mehr Obst- und Gemüseverzehr für kollektive Verdauungsprobleme sorgt: Die klinischen Fälle diffuser Magen-Darm-Erkrankungen sind laut Gesundheitsberichterstattung des Bundes zwischen 2000, dem Beginn der Ernährungskampagne »5 am Tag«, und 2011 um etwa 80 % angestiegen. Konkret hat sich seit Kampagnenstart auch die Fallzahl bei Symptomatiken mit Verstopfung und Durchfall verdoppelt, beim Symptombild Aufstoßen, Blähbauch und Blähungen sind die klinischen Diagnosen sogar um über 150 % angestiegen. Wenn man die Fakten-Herleitungs-Maßstäbe der Ernährungswissenschaften heranzöge, so könnte man vermuten: Fünfmal am Tag Obst und Gemüse steigert das Risiko für Magen-Darm-Krankheiten um über 80 %! Diese Hypothese lässt sich natürlich nicht belegen – denn zwischen den beiden Fakten besteht nur eine Korrelation, also ein Zusammenhang, der niemals eine Ursache-Wirkungs-Beziehung erlaubt. Fehlende Beweise werden dabei durch »Plausibilitäten« ersetzt, um den Schein der Wissenschaftlichkeit zu wahren.

## KRANK DURCH OBST UND GEMÜSE? MÖGLICH!

Solche Plausibilitäten, also naheliegende Erklärungsmodelle, lassen sich natürlich auch finden, um den Zusammenhang der »5-am-Tag«-Kampagne mit der wachsenden Zahl an Magen-Darm-Erkrankungen zu untermauern: Der Verzehr von viel Obst und Gemüse ist mit einer erhöhten Aufnahme von schwer verdaulichen Ballaststoffen und Fruktose verbunden. Das kann bei Menschen mit empfindlichem Magen-Darm-Trakt zu Verdauungsproblemen wie Blähungen, Durchfall oder Bauchschmerzen führen. Als »Problemverstärker« könnte die Empfehlung wirken, Milch- und Milchprodukte zu verzehren, denn auch der darin enthaltene Milchzucker, Laktose, ist für viele Menschen schwer verdaulich. Hinzu kommt, dass auch die propagierten Vollkornprodukte mit ihren vielen unverdaulichen Bestandteilen nicht jedem Magen-Darm-Trakt gut bekommen.

Zu dieser plausiblen, aber unerwünschten Nebenwirkung »krank durch gesunde Ernährung« hat sich der österreichische Ernährungsmediziner Prof. Maximilian Ledochowski bereits 2007 mit Fällen aus der Praxis über den Radiosender *SWR* an die Öffentlichkeit gewandt: »Die Gruppe der Patienten, die Ballaststoffe nicht gut vertragen, ereilt oft das Schicksal, dass sie zum Arzt gehen, endoskopisch untersucht werden, die Diagnose eines Reizdarmsyndroms bekommen und mit den Empfehlungen nach Hause gehen, sich gesund zu ernähren. Befolgen sie dann diese Empfehlungen, nehmen sie noch mehr Ballaststoffe zu sich und geraten in einen Teufelskreis hinein, aus dem sie kaum selbständig herauskommen können.« Laut Ledochowski liegt das »Kernproblem darin, dass eine Empfehlung ausgegeben wird, viele Ballaststoffe zu essen«.

Die praktische Bestätigung dieses möglichen Zusammenhangs von »gesunder« Ernährung und Verdauungsbeschwerden lieferte der deutsche Medizinprofessor Joachim Erckenbrecht, stellvertretender Vorsitzender der Gastro-Liga und Chefarzt für Innere Medizin, in einem *FAZ*-Interview im August 2015: »Tatsächlich führt übermäßiger Ballaststoffkonsum häufiger zu Beschwerden … Die Menschen kommen dann zu mir und sagen: ›Ich ernähre mich sehr gesund und habe trotzdem Bauchschmerzen.‹ Sie essen viel Salat und Gemüse …« Und die darin enthaltenen Ballaststoffe führen bei diesen Menschen zu Blähungen und Bauchschmerzen. Die »blähenden Gesundesser« suchen dann häufig Ernährungsberatung – so wies die deutsche Fachgesellschaft für Ernährungstherapie und Prävention (FET) e. V. bereits im Juni 2013 darauf hin:

»In der Tat ist Ähnliches auch aus der niedergelassenen Ernährungsberatung zu vermelden. Vermehrt werden Patienten mit chronischen Verdauungsproblemen, am häufigsten mit breiigen Stühlen und Blähungen, von ihren Hausärzten der Beratung zugewiesen. Oft wird eine Laktoseintoleranz oder Fruktosemalabsorption vermutet. Nicht selten wird bei der Diagnostik jedoch mit ungewöhnlich großen Mengen des verdächtigten Auslösers geprüft. Die betroffenen Patienten rechtfertigen sich oft damit, dass sie sich doch gesund ernähren würden. Immer häufiger fällt dabei der scheinbar verschämte Nachsatz, dass die Symptome immer dann abklingen, wenn das Konsumierte gemeinhin als ungesund gilt.«

Dieser praktischen Erfahrung entspricht die Aussage der Vizepräsidentin des Zentralverbands der Ärzte für Naturheilverfahren und Regulationsmedizin e. V.: Dr. Monika Pirlet-Gottwald erklärte auf dem Verbands-Jahreskongress 2013, dass zu viel Rohkost und Vollkorn die Darmwand beschädigen können, was zur Entwicklung von Nahrungsmittelunverträglichkeiten führen kann. Und spanische Forscher gaben Mitte 2014 bekannt, dass ballaststoffreiche Kost zur Verdopplung der Anzahl an »Pups-Episoden« führen kann. Die Diskussion um »schädliche Ballaststoffe« ist demnach mehr als nur heiße Luft …

## ACH, WIE GUT, DASS NIEMAND WEISS …

Die »5-am-Tag«-Kampagne hat also ein großes Problem: Niemand weiß, was die Kampagne tatsächlich anrichtet, aber nichtsdestotrotz wird weiter der Pflanzenmehrverzehr propagiert. Wider besseres Wissen? Wahrscheinlich, denn es wäre sehr peinlich, wenn man nach mehr als 15 Jahren die Hosen runterlassen müsste: »Es tut uns leid, ›5 am Tag‹ wird eingestellt, da wir nicht wissen, ob die vielen Millionen Euros staatlicher Fördergelder die Gesundheit der Bürger gefördert oder ihr gar geschadet haben. Außerdem erreichen wir nur sehr wenige Bürger mit unseren Botschaften, und wenn diese wenigen 5-am-Tag-Treuen dann noch krank würden, das könnten wir nicht verantworten.« Dazu muss man wissen: »Der Anteil der Personen, der 5 Portionen Obst und Gemüse am Tag konsumiert, ist immer noch sehr gering. 15 Prozent der Frauen und 7 Prozent der Männer erreichen die empfohlenen 5 Portionen Obst und Gemüse pro Tag«, konstatierte das renommierte Robert Koch-Institut in einer Studie im Juni 2013. Die »5-am-Tag«-Kampagne scheint demnach ein »Roh(r)krepierer-Dasein« zu fristen, denn die meisten Bürger interessieren sich für die Botschaften nicht oder finden es zu kompliziert, ihren Alltag danach auszurichten.

Vielleicht hat das EU-Parlament aufgrund des – auch 15 Jahre nach Kampagnenstart noch immer – fehlenden Nutzennachweises und dementsprechend »drohender Angst« vor schlechter Publicity die Reißleine gezogen: Die Förderung der Kampagne mit EU-Steuergeldern ist seit 2018 eingestellt, weil der Antrag des 5-am-Tag-Vereins abgelehnt wurde – öffentlich relativ geräuschlos und unbemerkt … Fast, denn Sie wissen es jetzt. Vielleicht trug auch folgender Fakt zum Förderstopp bei: Von den durchschnittlich 55 Kilogramm Lebensmitteln, die jeder Deutsche pro Jahr wegwirft, nimmt mit 34 % »frisches Obst und Gemüse« den ersten Platz ein. Insgesamt fliegen in der EU jährlich 17 Millionen Tonnen Pflanzenkost in den Müll. Könnte dies daran liegen, dass die Bürger einfach nur viel zu viel davon kaufen, weil es ja als »so gesund«

propagiert wird – es dann aber nicht essen, sondern wegwerfen? Denkbar.

## LIEBER FÜNFMAL KAFFEE AM TAG?

Wenn die Politik aber weiterhin auf das dünne Datenfundament der Ernährungswissenschaften und damit auf Hypothesen vertrauen will und muss, dann sollten die Kampagnenkreierer künftig wenigstens auf Beobachtungsstudien setzen, die vielversprechende Vermutungen ermöglichen **und** die Bürger erreichen. Hier bietet sich der Kaffee geradezu an, denn die epidemiologische Datenlage zur Gesundheitsförderung durch Kaffeekonsum ist enorm. Der Deutschen liebstes Getränk ist gemäß Erkenntnissen zahlreicher Beobachtungsstudien ein wahres Allheilmittel, denn Kaffee »schützt« vor Diabetes, Depressionen, Krebs, Alzheimer, Gicht, Schlaganfall und Herzerkrankungen. Und das ist noch nicht alles: Gleich drei aktuellen paneuropäischen Großstudien aus 2017/18 zufolge leben Kaffeetrinker auch länger – und das sogar mit Dosis-Wirkungs-Beziehung (mit jeder Tasse bis vier stieg die Lebenserwartung). Die **Panazee-Kaffee**-Studienlage war 2018 bereits dermaßen beeindruckend, dass die *dpa* gar einen großen Artikel mit der Überschrift versah: »Gibt es Kaffee bald auf Rezept?« Und im renommierteren *Journal of the American College of Cardiology* erschien 2018 ein Ernährungsleitfaden für Herzspezialisten, in dem steht: »Moderater Kaffeekonsum reduziert das Schlaganfall-, Diabetes- und Sterberisiko.« Die Mediziner formulierten das sogar als Kausalaussage! Wenn Ihr Kardiologe Ihnen demnächst also »drei Tassen Kaffee« empfiehlt, dann hält er sich an den aktuellen offiziellen amerikanischen Mediziner-Leitfaden!

# DEUTSCHLAND GOES »27/5« – 5-TASSEN-KAFFEE-AM-TAG + 27ER-BMI

Idealerweise sollten die Staatsorgane die »5-Tassen-Kaffee-am-Tag«-Kampagne mit einem nationalen Aktionsplan »Übergewicht« kombinieren, denn zahlreiche große Übersichtsstudien (Metaanalysen) haben gezeigt, dass Menschen mit leichtem Übergewicht am längsten leben (BMI 27). Anfang 2013 konnte im *JAMA* die bis dahin größte Analyse von 97 Studien mit fast drei Millionen Teilnehmern diesen Zusammenhang erneut bestätigen (s. a. Kapitel 16). Aber auch dabei muss dann klar sein: Es liegen keine wissenschaftlichen Beweise vor, sondern ausschließlich Zusammenhänge, die nur Hypothesen erlauben: Hält moderates BMI-27er-Übergewicht länger am Leben?

**FAZIT**

Für Ernährungskampagnen wie »5 am Tag« muss gelten: entweder den Nutzen nachweisen oder den Mumm haben, sie zu stoppen! Die EU hat bereits den ersten Schritt getan und 2018 die finanzielle Förderung der Obst-und-Gemüse-Absatzkampagne nicht weiter verlängert. Stattdessen startete 2019 die EU-geförderte 3-Jahres-Kampagne »Snack 5«, um mit einem Budget von drei Millionen Euro für den stärkeren Verzehr von Obst und Gemüse als Zwischenmahlzeit zu werben. Da will man die EU-Funktionäre gerade loben und dann das ...

# 10

## VATER STAAT & EU STEUERN
## UND KOCHEN MIT

»5 am Tag« ist aufgrund seiner langjährigen Omnipräsenz als »Ernährungsregel Nr. 1« die gefühlte Speerspitze staatlicher Ess-Erziehungsmaßnahmen – und nur ganz nebenbei: Die Pflanzenkostkampagne ist aus Sicht der EU-Politiker nur eine Absatzförderungsmaßnahme. Das Deckmäntelchen der Gesundheit kaschiert diese stattlich geförderte Werbemaße und gibt ihr ein gesellschaftlich akzeptiertes Outfit. Die EU-Fördermittel für Absatzwerbung flossen bis 2018 dabei nicht nur – wie gemeinhin gern glaubhaft gemacht – für frisches Obst und Gemüse, sondern auch für verarbeitete Lebensmittel. Und die Fördergelder konnten seinerzeit bei »ernsthaften Marktstörungen« massiv erhöht werden; würde also beispielsweise ein

Salatskandal zu Absatzeinbrüchen führen, wäre eine Extra-PR-Kampagne »Gesunder Kopfsalat« denkbar ...

Neben der »gesundheitsfördernden« Verkaufsförderung denken sich kreative Köpfe kontinuierlich weitere Maßnahmen zur Ernährungsmanipulation der Bürger aus – so beispielsweise die immer wiederkehrende Forderung nach einer Nährstoffampel auf den Packungen. Rot, gelb, grün, die farbigen Punkte für »gesund/empfehlenswert« (grün) und »Achtung, ungesund!« (rot) entspringen dabei der reinen Willkür gesundheitsapostolischer Ernährungsregulierer. Denn Beweise, dass dieses Farbenspiel irgendeinen Bezug zu Gesundheit oder Krankheit birgt, existieren systembedingt natürlich nicht. Daher können wir hierzulande nur begrüßen, dass auch die aktuelle Bundesregierung der 2018er-GroKo – das zuständige Ministerium für Ernährung und Landwirtschaft (BMEL) unter Leitung von Bundesministerin Julia Klöckner – diesem notorischen Nonsens noch immer widersteht und die Bürger mit den ideologisch getünchten Farbkleksen auf Lebensmitteln verschont. Genauso wenig halten die deutschen Politiker von einer Bevormundung der Verbraucher durch Werbeverbote und Strafsteuern auf »ungesunde« Lebensmittel – und das ist auch gut so! So stellte Gitta Connemann, stellvertretende Fraktionsvorsitzende der CDU/CSU-Bundestagsfraktion, im März 2019 klar: »Der Staat darf nicht vorgeben, was auf den Tellern liegt – auch nicht auf Umwegen wie durch Strafsteuern für bestimmte Inhaltsstoffe.«

Stattdessen soll es eine »Reformulierungsstrategie auf freiwilliger Basis« richten, wonach sich die Lebensmittelindustrie richten soll – nun ja, ein dezenter öffentlicher Mikro-Kotau vor den in aller Öffentlichkeit laut plärrenden Ernährungsaposteln musste es der Form halber dann wohl doch seitens

Vater Staat sein (»Wir machen was, wir packen es an, wir kümmern uns«).

## ESSENSSTEUERN SOLLEN ESSEN STEUERN

Immer wieder wird in regelmäßigen Abständen die »Steuer-Sau« durchs Dorf getrieben: Regierungen oder gesundheitsorientierte Lobbygruppen fordern wiederholt Steuern auf alles, was lecker schmeckt: salz- und zuckerhaltige Lebensmittel, Fast Food, Chips und Softdrinks, Butter und Frittiertes. Diese Forderungen haben eines gemeinsam: Sie spiegeln blinden Aktionismus wider, der auf purer Willkür basiert, weil ihm jegliche wissenschaftliche Grundlage fehlt (denn es gibt keine ungesunden Lebensmittel). Warum aber tauchen diese Steuerrufe immer wieder auf? Zum einen, weil man sich damit »gutmenschenartig« in der ernährungspropagandistisch geblendeten Öffentlichkeit positiv positionieren kann: Wir kümmern uns um die Gesundheit der Bürger, indem wir uns gegen ungesunde Ernährung engagieren und die »bösen Dick- und Krankmacher« teuer machen! Zum anderen spülen neue Steuern frische Gelder in klamme Staatskassen – weil asozialerweise alle Bürger abkassiert werden: Denn nicht nur die »kranken Dicken« zahlen, sondern auch schlanke Gesunde und alle anderen.

Ein besonders »starkes Stück« ist die Forderung der Verbraucherschutzministerkonferenz (VSMK), die im August 2018 in der Öffentlichkeit lanciert wurde: Wir wollen Steuern auf »ungesunde Kinderdickmacherlebensmittel«! Dieses Paradebeispiel der dreisten Desinformation des eigenen Volkes hat definitiv einen eigenen Rahmen zur Vorstellung verdient: Ergo siehe dazu die beiden Infokästen am Ende dieses Kapitels.

Weniger überraschend ist hingegen, dass niemand weiß, ob eine Zucker- oder Fettsteuer dazu führt, dass Menschen sich anders ernähren, dünner oder gesünder werden. Aber man kennt inzwischen einige »Ausweichverhalten« der Bürger, wenn man ihnen beim Essen zu tief in den Geldbeutel greift. In Dänemark beispielsweise hat man die Fettsteuer wieder abgeschafft, und zwar aus ganz pragmatisch-pekuniären Gründen: Viele Dänen kauften ihre Butter in Deutschland, sodass der dänische Staat weniger statt mehr einnahm. Die offizielle Erklärung lautete: Die hohe Fettsteuer hat keine Wirkung auf das Ernährungsverhalten der Dänen gezeigt, und sie belastete Geringverdiener unverhältnismäßig hoch.

## WHO – DIE GENUSSJÄGER

Besonders eifrig sind Organisationen wie UN und WHO, die jedes Jahr aufs Neue Gesetze und Abkommen gegen Übergewicht und ungesunde Ernährung fordern. Fast schon beängstigend erscheint dabei die Verbissenheit, mit der gewisse Behauptungen, denen jegliche wissenschaftliche Grundlage fehlt, in die Welt gesetzt werden: Ungesunde Ernährung stelle mittlerweile eine noch größere Gefahr für die Gesundheit dar als das Rauchen, erklärte die damalige WHO-Chefin Margaret Chan im Sommer 2014.

Dabei hatte die WHO erst einige Monate zuvor die Hexenjagd auf Zucker eröffnet. Die Weltgesundheitsorganisation forderte, dass wir unseren Zuckerkonsum drastisch reduzieren sollten, um so Fettleibigkeit und deren Folgeerkrankungen zu bekämpfen. Auch wenn es redundant klingt, es muss an dieser Stelle erneut gesagt werden: Es fehlt der wissenschaftliche Beweis, dass Zucker dick oder krank macht.

Ungeachtet dessen hat die WHO im März 2015 eine neue Richtlinie veröffentlicht, in der die Empfehlung für den Zuckerkonsum von aktuell 10 % des täglichen Energiebedarfs auf 5 % halbiert wird. Das heißt konkret: Beim offiziellen weiblichen Durchschnittsbedarf von 2000 kcal dürfen 100 kcal aus Zucker sein. Und das ist nicht viel: Eine 0,33-Liter-Dose Cola liefert etwa 145 Zucker-Kilokalorien, 200 Milliliter Apfelsaft circa 90 Fruchtzucker-Kilokalorien. Von Süßwaren, Kuchen und Desserts ganz zu schweigen, und der pure Zucker im Espresso: künftig streng limitiert! Auch das Nutellabrötchen müsste wohl verbannt werden. Und der Honig gleich mit; denn die WHO will jede Art von freiem und zugesetztem Zucker reglementieren, mit Ausnahme von Obst. Dabei ist in Trauben und Orangen der gleiche Fruchtzucker enthalten wie in den entsprechenden Fruchtsäften. Das alles klingt nach purer Willkür ohne jede fachliche Grundlage. Jeder kritische Bürger darf und sollte sich natürlich fragen: Was zum Teufel soll das? Es könnte sein, dass dieser WHO-Vorstoß der omnipräsenten »5-am-Tag«-Kampagne in die Karten spielen soll, denn deren »Kern-Absatzprodukte« werden durch diesen Bevormundungsvorstoß nicht konterkariert. Ansonsten lässt sich derartig unerklärliches Vorpreschen nur mit Maßnahmen totalitärer Staaten vergleichen, die Gesetze al gusto erlassen – es geht, wie so oft, um Machterhalt und Deutungshoheit. Auch die WHO muss ein wichtiger Player im Geschäft mit der Ernährung bleiben.

Zum Abschluss dieses Kapitels unterstützen wir die Kampagneros mit einer internationalen Kombination passender Fakten. In Mexiko, laut UN-Angaben im Jahr 2013 die fetteste Industrienation noch vor den USA, gilt seit Ende 2013 eine Strafsteuer auf Fast Food und Süßigkeiten. Das offizielle Ziel dieser Maßnahme: Die Regierung will den Kampf gegen das grassierende Übergewicht gewinnen. Gleichzeitig ist Mexiko Spitzenreiter unter den OECD-Ländern bei Kaiserschnitten, Deutschland liegt mit überdurchschnittlichen Schnittraten auf Platz elf (TK-Geburtenreport 2017). Nun muss man wissen: Die Kaiserschnittgeburt gilt als Risikofaktor für Übergewicht. Beispielsweise waren einer Studie der Harvard University zufolge im Alter von drei Jahren doppelt so viele Kaiserschnitt-Kinder dick im Vergleich zu natürlich Geborenen. Vielleicht ist Schnitt-Spitzenreiter Mexiko dieser Zusammenhang nicht bekannt? Vielleicht aber kennen ihn die Baden-Württemberger, denn hier startete 2014 eine Kampagne zur natürlichen Geburt, mit dem Ziel, die Kaiserschnittrate zu senken. Eine Pommes-Steuer hingegen gibt es im »Ländle« nicht. Stattdessen aber könnte die interkulturelle Empfehlung aus Stuttgart für Mexiko lauten: »Statt Steuern auf Fritten: Senkung von Kaiserschnitten!«

 **FAZIT**

Der gesamte staatliche Aktionismus zur Bevormundung des bürgerlichen Essverhaltens basiert auf reiner Willkür. Jeder sollte die entsprechenden Vorhaben seiner Partei kennen – um bei der nächsten Wahl nicht nur über den Tellerrand zu blicken, sondern auch hinein.

Daher sei darauf hingewiesen, dass die Bundesregierung in der derzeitigen Legislaturperiode (2017–2021) sowohl das Ampelsystem als auch »Zuckersteuer & Co.« (noch) ablehnt – das ist ein respektables Standing contra öffentlich omnipräsente ernährungsapostolische Forderungen nach Zwangsmaßnahmen! Welchen Stellenwert die Regierung generell dem Thema »gesunde« Ernährung zubilligt, verdeutlichen folgende Zahlen sehr schön: Im Haushalt des

Bundesministeriums für Ernährung und Landwirtschaft sind 2019 für die Information von Verbraucherinnen und Verbrauchern insgesamt 20 Millionen Euro vorgesehen. Zwölf Millionen Euro werden davon in »Maßnahmen zur Förderung ausgewogener Ernährung« investiert. Das neu initiierte Aktionsprogramm »Gesunde Ernährung von Seniorinnen und Senioren« soll dabei einen wesentlichen Beitrag zur Prävention von ernährungs*mit*bedingten Krankheiten leisten. Bei einem Gesametat in Höhe von rund 6,2 Milliarden Euro für 2019 scheint der »Glaube an ausgewogene Ernährung« klar ... nicht vorhanden. Aus wissenschaftlicher Sicht ist es sehr begrüßenswert, dass in diesem Glaskugelbusiness keine horrenden Summen unserer Steuergelder verbrannt werden.

Anders sieht es bei den Kollegen vom Bundesministerium für Bildung und Forschung aus. Das BMBF finanziert den Kompetenzcluster für Ernährung und kardiovaskuläre Gesundheit (nutriCARD) für weitere drei Jahre ab 2018 mit insgesamt rund 5,6 Millionen Euro. Das Verbundprojekt der Universitäten Halle, Jena und Leipzig verforscht diese unsere Steuergelder, um »die Gesundheit der Bevölkerung zu verbessern«. So wurde in der ersten Förderphase beispielsweise – kein Scherz – eine »herzgesunde Leberwurst« entwickelt, die mit Omega-3-Fettsäuren angereichert ist.

Unabhängig davon, dass vom Leberwurstbrot sicher kein einziger Herzinfarkt vermieden wird (geschweige denn, dass es dafür jemals einen Beweis geben wird), bestätigte Mitte 2018 eine große hochwertige Studie: »Millionen von Menschen nehmen Omega-3-Fettsäuren als Tabletten zur Herzerkrankungsprävention ein. Doch das können sie sich sparen. ›Es gibt keine einzige Rechtfertigung für die Einnahme von Omega-3-Fettsäuren‹, lautet das vernichtende Urteil von Dr. Louise Bowman, die die Ergebnisse der bisher größten randomisierten Studie zur kardiovaskulären Wirkung von Omega-3-Fettsäuren beim ESC-Kongress 2018 in München präsentiert hat« *(Ärzte Zeitung)*. Erst ein paar Monate zuvor hatte eine Metaanalyse von zehn randomisierten Studien mit fast 78.000 Teilnehmern, publiziert im *JAMA Cardiology*, klar gezeigt, dass Omega-3-Fettsäuren keine Wirkung auf die Entwicklung von Herz-Kreislauf-Erkrankungen haben oder gar die Sterblichkeit senken.

Aber das war den deutschen Uni-Forschern wurst, denn sie verwursteten Millionen Euro an Steuergeldern, um die nutzlosen Fischfette in die Leberwurst zu mischen ...

**INFOKASTEN 1: VSMK-PROPAGANDA ZUR STEUEREINTREIBUNG**

Wie auf S. 89 angekündigt: Damit die geballte Ladung Verbraucherschutzministerkonferenz(VSMK)-Propaganda zur Steuereintreibung (auf Basis von Volksverblendung) nicht als zu großer Happen im Hirn stecken bleibt, wird dieses »Theaterstück« in zwei Akten (Infokästen) aufgeführt. Starten Sie mit Teil eins ... Vorhang auf:

### GENERATION DICKE KINDER? DER STAAT JAGT EIN PHANTOM – MIT ZWANGSMASSNAHMEN!

→ 94,1 % der Kinder und Jugendlichen sind nicht fettleibig

→ Seit fast 20 Jahren ist kein Anstieg juveniler Adipositas zu verzeichnen

→ Die Wissenschaft liefert keinen evidenzbasierten Kausalbeweis für »dickmachende« (Kinder-)Lebensmittel

Auf der 14. Verbraucherschutzministerkonferenz (VSMK) am 15. Juni 2018 in Saarbrücken lautete die einhellige Einsicht: »Zum Schutz vor krankhaftem Übergewicht bei Kindern und Jugendlichen brauchen wir ein Werbeverbot für ungesunde Kinder-Lebensmittel!« Die doppelte Crux an dieser Forderung ist nur: Fettleibige Kinder und Jugendliche sind eine absolute Minderheit und die Existenz »ungesunder Dickmacher« ist wissenschaftlich nicht bewiesen. Warum die Verbraucherminister mit Zwangsmaßnahmen einem Phantom nachjagen, das wissen sie selbst nicht genau.*

Aktuell existiert nur eine einzige Verlaufsstudie, die umfassende Längsschnittdaten zur Gesundheit von Kindern und Jugendlichen in Deutschland liefert (Vergleich 2006 zu 2017). Und diese aktuellen Daten der 2. Welle der KiGGS-Studie des Robert

Koch-Instituts (RKI) zeigen klar und deutlich [1]: Die von Ernährungsaposteln kolportierte »Generation dicker Kinder«, die durch ungesunde Ernährung immer fetter und kränker werde, ist nicht mehr als ein Mythos: 97 % der Eltern bewerten den Gesundheitszustand ihrer drei- bis 17-jährigen Kinder als gut oder sehr gut. **Nur 5,9 % sind adipös** (nahezu unverändert 2006 zu 2017). Dabei lebt der fettleibige Nachwuchs mit 9,8 % primär in sozial schwachen Schichten, in der Oberschicht sind es nur 2,3 % (Mittelschicht 4,9 %). Wenn sich die Politik also um die »Diaspora« fettleibiger Kinder kümmern möchte, dann sollte sie gezielt Kampagnen für sozial Schwache auflegen – auch wenn weiterhin unklar ist, welche Kampagnen das überhaupt sein sollen, weil die adipogenen Ursachen nicht bekannt sind. So sieht das auch Dr. Thomas Lampert vom RKI im März 2019: »Die sozialen Unterschiede haben weiter zugenommen. Aus diesem Grund sollten sozial benachteiligte Kinder und Jugendliche im Mittelpunkt der Präventionsbemühungen stehen, weil wir nur dann von einem Präventionserfolg sprechen können« (*Ärzte Zeitung*). Das aber macht niemand, denn der Schuss geht öffentlichkeitswirksam betrachtet nach hinten los (Stichwort »moralinsaurer Diskriminierungs-Shitstorm«). Also wird so getan, als betreffe das »Massenphantom Kinderspeck« den gesamten Nachwuchs in diesem Lande gleichermaßen, um sich anschließend auf Basis dieser Fakenews mit generischen Gießkannenmaßnahmen politisch zu profilieren. Hinzu kommt: »Gerade Kinder und Jugendliche haben keine Schuld an einem hohen Körpergewicht«, erklärte Prof. Martin Wabitsch von der Universitätsklinik für Kinder- und Jugendmedizin am Uniklinikum Ulm im November 2018. Der Hang zu hohem Körpergewicht sei vielmehr genetisch angelegt. Übergewicht sei keine Charakterschwäche, sondern werde durch kaum kontrollierbare physiologische Prozesse im Gehirn gefördert (*Ärzte Zeitung*).

## AOK & IDEFICS BESTÄTIGEN KiGGS

Aber das sind nicht die einzigen Denkfehler im System. 94,1 % des hiesigen Nachwuchses sind nicht fettleibig und hinzu kommt: Bereits seit der Jahrtausendwende ist kein Anstieg der juvenilen Adipositasquote zu verzeichnen. Die aktuellen RKI-Daten sind zwar einzigartig, aber sie stehen nicht allein da – denn KiGGS wird sowohl durch vorherige Studien als auch auf Basis neuester Daten des AOK-Kinderreports und der jüngsten Einschulungsuntersuchungen der Landesministerien bestätigt. So belegen neben den aktuellen RKI-Ergebnissen auch die jüngsten AOK-Daten aus dem September 2017, dass im Nordosten der Republik (Berlin, Brandenburg und Mecklenburg-Vorpommern) der Anteil nicht-fettleibiger Kinder und Jugendlicher wie in KiGGS 2 bei mehr als 94 % liegt. [2] Im Vergleich zur Analyse fünf Jahre zuvor ist diese Quote nahezu konstant geblieben. Bereits 2014 hatte die große paneuropäische Studie IDEFICS unter Leitung des Leibniz-Instituts für Präventionsforschung und Epidemiologie (BIPS), Bremen, gezeigt [3]: Bei den unter zehnjährigen Mädchen und Jungen sind 72–75 % normalgewichtig, 3,8 % der Jungen adipös, jedoch fast dreimal so viele untergewichtig (10,8 % | Mädchen: 5,6 adipös, 9,3 untergewichtig). Bei der IDEFICS-Folgestudie I.Family sind vergleichbare Ergebnisse zu erwarten. [4]

## DAK: DIE JUGEND ENTFETTET IMMER MEHR!

Noch krasser sind die Daten einer der größten deutschen gesetzlichen Krankenkassen, der DAK-Gesundheit, die im August 2018 im »DAK-Kinder- und Jugendreport« publiziert wurden [5]: Denn nur 3 % der fast 600.000 Kinder und Jugendlichen im Alter von einem bis 17 Jahren, die bei der DAK versichert waren und 2016 von einem Arzt untersucht wurden, erhielten die Diagnose Adipositas (Fettleibigkeit). Da die Daten eine hohe Repräsentativität aufweisen (im Altersgruppenvergleich zum Mikrozensus), ist eine Übertragbarkeit dieser Ergebnisse auf Gesamtdeutschland hochwahrscheinlich. Oder anders: **97 % der deutschen Kinder und Jugendlichen bis 17 Jahre sind demzufolge nicht fettleibig!** Und auch hier ist eine deutliche Ungleichverteilung des adipösen Nachwuchses dokumentiert: So finden sich in Schichten mit hohem sozioökonomischem Niveau bei Eltern mit akademischer Ausbildung nur 1,5 % fettleibige Kinder im Alter von fünf bis neun Jahren, bei Eltern ohne Ausbildungsabschluss leben mit 5,2 % etwa viermal so viele.

### SCHULEINGANGSUNTERSUCHUNGEN: JA WO SIND SIE DENN, DIE DICKEN KINDERCHEN?

Auch die aktuellsten Einschulungsuntersuchungen der Landesgesundheitsämter zeigen klar und deutlich, dass Adipositas nicht mehr ist als eine biologisch normale »Randerscheinung«: In Baden-Württemberg waren 2,8 % der Kinder bei der Einschulungsuntersuchung zum Schuljahr 2014/2015 adipös, im Freistaat Bayern mit 3,2 % nur marginal mehr. In Rheinland-Pfalz und Niedersachsen lag die Quote bei je 4,5 %, in NRW bei 4,7 %. Im Umkehrschluss heißt das: Zwischen 95,3 und 97,2 % der Erstklässler sind nicht fettleibig. In Niedersachsen waren beispielsweise mehr eingeschulte Jungen (stark) untergewichtig (10,7 %) als übergewichtig und adipös zusammen (10,2 %). [6]

### PARADOXE FORDERUNG »WERBEVERBOT«

Als wäre die bewusste Datenfehlinterpretation und die daraus abgeleitete Jagd auf ein fettes Phantom nicht schon genug an »Ungereimtheiten«, so werden zu allem Überdruss auch noch Zwangsmaßnahmen gefordert, für die es keine wissenschaftliche Evidenzgrundlage gibt. Denn: Wie kann man ein Werbeverbot für »ungesunde Dickmacher« fordern, wenn kein Kausalbeweis existiert, dass spezielle Inhaltsstoffe oder Lebensmittel dick und krank machen? Das ist ein kleines kulinarisches Paradoxon, zu dem die VSMK keine konkrete Stellung beziehen möchte.* Dazu erfahren Sie im zweiten Infokasten zu diesem Theaterstück mehr – genauso wie zur Gretchenfrage:

Was soll ein deutschlandweites Werbeverbot für »ungesunde Dickmacher« bringen, wenn einerseits mehr als 94 % der Kinder und Jugendlichen nicht fettleibig sind und andererseits der wissenschaftliche Beweis für »ungesunde Lebensmittel« bis dato nicht geliefert werden konnte und auch niemals vorliegen wird?

## QUELLEN

[1]  RKI. KiGGS-Daten 2. Welle. *Journal of Health Monitoring. 2018;3(3).*

[2]  AOK-Kinderreport Nordost 2017.

[3]  Prevalence of overweight and obesity in European children below the age of 10. International Journal of Obesity. 2014;38:99–107.

[4]  BIPS. Ergebnisse der I.Family-Studie vorgestellt. 09.02.2017.

[5]  DAK-Gesundheit. Kinder- und Jugendreport. 20.08.2018.

[6]  Landesgesundheitsamt Niedersachsen. Body Mass Index (BMI) bei Kindern zum Zeitpunkt der Schuleingangsuntersuchung nach Geschlecht. 2017.

* VSMK: des Saarlands anonyme »Weiße Weste«

Auf Nachfrage beim Ministerium für Umwelt und Verbraucherschutz, dessen Minister Reinhold Jost Vorsitzender der Verbraucherschutzministerkonferenz (VSMK) 2018 war, wurden folgende essenzielle Fragen nicht beantwortet:

1.  Welche Daten belegen eindeutig evidenzbasiert, dass Lebensmittel juvenile Adipositas kausal fördern?

2.  Seit ca. 20 Jahren ist kein Anstieg der juvenilen Adipositasrate zu verzeichnen … Auf Basis welcher Daten erwarten Sie, dass ein Werbeverbot für vermeintliche Dickmacher diese Quoten noch weiter senken kann?

3.  Hat die VSMK auch gezielt das Gros der 9,8 % fettleibigen Kinder & Jugendlichen aus sozial schwachen Schichten im Visier, d. h., werden Sie

auch Maßnahmen fordern & umsetzen, die sich ganz gezielt an diese Zielgruppe mit niedrigem SES (sozioökonomischem Status) richten?

Stattdessen kam eine »anonymisierte« Antwort als PDF-Datei auf komplett weißem Hintergrund, ohne Absender, ohne Kontaktdaten, ohne Logo, die nur mit »Mit freundlichen Grüßen« abschlcss (ergo: unkommentiert weitergeleitet wüsste der Empfänger nicht, wer Verfasser dieses Schreibens ist) und auf drei Seiten kurz gefasst erklärte: Werbung beeinflusse Kinder insofern, als diese die beworbenen Lebensmittel verstärkt nachfragen und konsumieren.

Daran zweifelt auch niemand. Das ist Sinn und Zweck von Werbung. Was jedoch fehlt, ist das essenzielle Bindeglied der Kausalkette: Welche Beweise liegen vor, dass die beworbenen und marginal mehr verzehrten Produkte zu kindlicher Fettleibigkeit kausal beitragen (die seit fast 20 Jahren nicht mehr ansteigt)? Zu diesen o. a. Fragen 1–3 bezog das Verbraucherschutzministerium Saarland keine Stellung.

Letztlich könnte man die Saarland-Argumentation auch für einen vermeintlich gesunden »Dinkelburger mit Vollkornbratling mit Salat und Tomate« oder den »Natur-Nuss-Mix« für Kinder anführen: Auch hier wäre sicher eine Tendenz zum Mehrverzehr gegeben, wenn der Werbespot kindgerecht deren Bedürfnisse triggert (»Super-Burger für Super-Kräfte«) – und der Gesundburger sowie die Nüsse schmecken. Aber auch diese Kalorien, besonders die der megafettigen Nüsse, können dick machen. Können, wohlgemerkt, können.

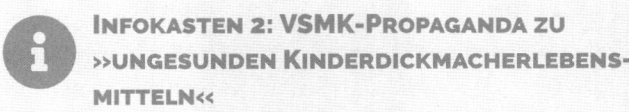

**INFOKASTEN 2: VSMK-PROPAGANDA ZU »UNGESUNDEN KINDERDICKMACHERLEBENSMITTELN«**

## VORHANG AUF FÜR DAS STEUEREINTREIBETHEATER TEIL 2 …

Fast Food und Süßigkeiten machen Kinder dick?

Beileibe nicht: Dafür fehlt der Beweis!

→ Kein relevanter Zusammenhang zwischen Ernährung und Gewicht von Kindern und Jugendlichen

→ Verzehr von »freiem Zucker« (WHO) korreliert nicht mit dem BMI von Kindern & Jugendlichen

→ Unklarer Einfluss von Nahrungsqualität (Food Standards Agency, FSA) auf juvenile Adipositas

Nachdem der erste VSMK-Infokasten offenbarte, dass die Verbraucherschutzminister mit Zwangsmaßnahmen einem fetten Phantom nachjagen, zeigt der folgende Text nun auf, dass für die kolportierten Bösewichte »ungesunde Dickmacher« kein wissenschaftlicher Beweis existiert. Wie also lässt sich ein Verbot für etwas rechtfertigen, das nicht existiert? Objektiv betrachtet gar nicht, denn das ist ein Paradox – sogar ein Doppelparadox, denn das Spannende an diesem »politischen Wunschdenken« ist: Nicht nur, dass keine Kausalitäten für die ernährungsapostolisch forcierte Hexenjagd auf »Dickmacher« vorliegen, die beobachteten Korrelationen zeigen gern und häufig genau das Gegenteil!

So hat eine aktuelle Großstudie [1] erneut bestätigt, was zuvor bereits in zahlreichen Untersuchungen beobachtet wurde: Weder beim Verzehr von Fast Food noch bei dem von Obst und Gemüse besteht ein belastbarer Zusammenhang mit dem Körpergewicht von Kindern und Jugendlichen. Insgesamt sind die Korrelationen mutmaßlicher Risikofaktoren für kindliches Übergewicht so schwach, dass daraus keine Maßnahmen zur öffentlichen Gesundheitsförderung abgeleitet werden können, so das Fazit der Wissenschaftler der Universitäten Auckland und Otago (Neuseeland). Für die aktuelle Studie wurden die Daten von fast 66.000 Kindern (6–7 Jahre) und 190.000 Jugendlichen (13–14 Jahre) aus 35 Ländern ausgewertet – dabei offenbarten sich, wie in der Ernährungsforschung üblich, überraschende Ergebnisse.

## VIEL FAST FOOD, WENIG BAUCHSPECK?

So war beispielsweise der Fast-Food-Verzehr bei Jugendlichen mit einem niedrigen BMI assoziiert, genauso wie der Konsum von Nüssen. Eine starke körperliche Aktivität hingegen stand mit einem höheren BMI in Verbindung. Beim Konsum von Obst, Gemüse und Hülsenfrüchten konnten die Forscher keinen Zusammenhang beobachten. Diese Studie reiht sich nahtlos in eine Forschungs-Phalanx ein, die seit Jahren stets die gleichen Beobachtungen liefert: Es ist absolut unklar, welches Essen Kinder dick oder dünn, krank oder gesund werden lässt.

## ZUCKER OHNE EINFLUSS AUF BMI

Auch die Ergebnisse von zwei weiteren neuen Publikationen unterstreichen das oecotrophologische Universalcredo »Nichts Genaues weiß man nicht«: So korrelierte der Verzehr von »freiem Zucker« (nach WHO-Definition, umfasst u. a. zugesetzten Zucker) nicht mit dem BMI australischer Kinder und Jugendlicher. [2] Die Autoren der University of Hongkong empfehlen: Anstatt sich auf eine einzelne Energiequelle zu fokussieren, solle man sich im Kampf gegen juvenile Adipositas besser auf die Gesamtheit der Nahrungsqualität konzentrieren. Genau das haben Forscherkollegen der University of Tokyo getan – mit folgendem Ergebnis: Der Einfluss der Nahrungsqualität (nach FSA-Definition) auf die juvenile Adipositas des britischen Nachwuchses ist unklar. [3]

## IM WESTEN NICHTS NEUES ...

Das alles ist nicht wirklich neu – denn zahlreiche Studien bestätigten die oben aufgeführte aktuelle Universitäts-Forschung. So hatten fast zeitgleich 2017 zwei Publikationen aus den USA [4] und Wales [5] unabhängig voneinander das gleiche Ergebnis geliefert: Zwischen dem Körpergewicht von Kindern und der Ernährungsweise existiert kein statistisch relevanter Zusammenhang. Die Forscher untersuchten dazu den Konsum sowohl von gezuckerten Softdrinks, Süßigkeiten und Fast Food als auch von Obst und Gemüse. In beiden Studien konnte keine signifikante Korrelation zwischen kindlicher Fettleibigkeit und Ernährung gefunden werden. Bereits diese Studien bestätigten zahlreiche zuvor erschienene Publikationen [u. a. 6, 7, 8] und verdeutlichten erneut: Die von Ernährungsideologen propagierte Angstformel ›Limo, Süßigkeiten und Fast Food machen Kinder dick‹ ist aus wissenschaftlicher Sicht nicht im Geringsten haltbar – es existieren noch nicht einmal konsistente Korrelationen, geschweige denn Kausalitäten.

## QUELLEN

[1] Mitchell et al. Factors associated with body mass index in children and adolescents: An international cross-sectional study. PLoS ONE. 2018;13(5). *(»Although many variables may influence BMI in childhood, the putative factors studied are **not** of sufficient magnitude to support major public health interventions.« // »Unexpectedly, eating **fast food** in this age group [adolescents] was associated with a **lower** BMI.« // »Eating vegetables, fruit and pulses were **not** associated with BMI.« // »Eating nuts was associated with a **lower** BMI.«)*

[2]   Wong et al. The direct and indirect associations of usual free sugar intake on BMI z-scores of Australian children and adolescents. Eur J Clin Nutr. 2018 Mar 28.
(»We concluded that free sugar intake was not associated with BMI z-score in this cohort. Instead of focusing on a single energy source in the diet, improving the quality of the whole diet may be a better approach in tackling childhood obesity.«)

[3]   Murakami. Associations between nutritional quality of meals and snacks assessed by the Food Standards Agency nutrient profiling system and overall diet quality and adiposity measures in British children and adolescents. Nutrition. 2018 May;49:57–65.
(»... whereas no consistent associations were observed with regard to adiposity measures.«)

[4]   Jackson, Cunningham. The stability of children's weight status over time, and the role of television, physical activity, and diet. Preventive Medicine. 2017 July;100:229–234.
(»Across all ages, physical activity and dietary choices were not significantly associated with subsequent BMI z-score.« 4.938 children from Kindergarten to 8th grade, nationally representative cohort from the US)

[5]   Beynon, Fone. Risk factors for childhood obesity: a data analysis of the Welsh Health Survey. Nursing Children and Young People. 2017 July 10;29(6):8–44.
(»This study suggests that there are risk factors for childhood obesity which are more important than consumption of unhealthy food and sugar-sweetened drinks.« 11.279 children aged 4-15 years)

[6]   Gasser et al. Confectionery consumption and overweight, obesity, and related outcomes in children and adolescents: a systematic review and metaanalysis. Am J Clin Nutr. 2016 May;103(5):1344–56.
(»Instead of overweight and obese children and adolescents having higher confectionery intakes, this review shows the reverse effect. Interventions may need to focus on dietary elements other than confectionery to tackle obesity.«)

[7]   Braithwaite et al. Fast-food consumption and body mass index in children and adolescents: an international cross-sectional study. BMJ Open. 2014;4:e005813.
(»The reverse association [more fast-food=lower BMI] observed in adolescents should be interpreted with caution.«)

[8]   Keller et al. Sugar-Sweetened Beverages and Obesity among Children and Adolescents: A Review of Systematic Literature Reviews. Child Obes. 2015 Aug;11(4):338–46.
*(»However, recent evidence from well-conducted meta-analyses shows discrepant results regarding the association between SSB and weight gain, overweight, and obesity among children and adolescents.«)*

# 11

## KULINARISCHE DIASPORA:
## ERNÄHRUNGSIDEOLOGIEN

Als Kernbotschaft lässt sich bis hierher festhalten: Kein gesunder Mensch braucht Ernährungswissenschaft – und noch weniger die daraus resultierenden, auf vagen Vermutungen basierenden Regeln. Aber warum gibt es dann so viele Ernährungsrichtungen, die für sich sowohl den »Schlüssel zu Gesundheit und Schlankheit« beanspruchen als auch den »heiligen Gral gesunder Ernährung« exklusiv für ihren Besser-Esser-Hype proklamieren? Weil sich jeder genau die »Ernährungs-Wahrheiten« aus dem großen Quell an Beobachtungsstudien heraussuchen kann, die zu seiner Ernährungsideologie passen; schließlich gibt es zu jeder Studie auch irgendeine Gegenstudie. Dieser Studien-Ramschladen ändert jedoch nichts daran, dass überall Beweise fehlen, egal welcher Essphilosophie man

Glauben schenken mag. Ernährungsforscher sind sozusagen »Korrelations-Kannibalen«, denn was heute gilt, wird morgen schon vom nächsten Studienergebnis gefressen. Die Salzthematik ist ein Paradebeispiel für dieses ewige Hin und Her. Mal ist zu viel Salz schädlich, dann wieder zu wenig. Dann verursacht Salz Bluthochdruck, in einer anderen Studie senkt eine salzarme Ernährung die Sexlust. Gegner und Befürworter könnten jeweils ein Buch darüber schreiben: »Zu viel Salz ist gefährlich« und »Zu wenig Salz ist gefährlich«. Jedoch gilt auch hier: Außer Hypothesen nichts gewesen ...

Unabhängig vom Salz: Besonders bemerkenswert beim Blutdruck-Beispiel ist die unterschiedliche Bewertung vorliegender Ernährungsstudien durch Fachorganisationen. So wird von der DGE »aufgrund der vorliegenden Daten die Evidenz für einen blutdrucksenkenden Effekt einer Erhöhung des Gemüse- und Obstverzehrs als überzeugend eingestuft«. Kern der DGE-Bewertung sind insbesondere auch Studien zur Blutdruck-Diät namens »DASH«. Das IQWiG (Institut für Qualität und Wirtschaftlichkeit im Gesundheitswesen) veröffentlichte jedoch einige Monate zuvor folgendes Fazit: »Es liegen keine Studien vor, die ausreichend Daten liefern für eine Nutzenbewertung einer Ernährungsumstellung auf die spezielle Ernährungsform ›DASH-Diät‹ bei Patienten mit essenzieller Hypertonie ... Es liegt somit insgesamt kein Beleg für und kein Hinweis auf einen patientenrelevanten Nutzen bzw. Schaden durch eine Umstellung der Ernährung auf die spezielle Ernährungsform ›DASH-Diät‹ vor.« Wer hat nun Recht? Ernährungsforschung ist und bleibt mehr eine Glaubens- denn Wissensfrage.

Amüsantes ergab eine Beobachtungsstudie 2017 im *New England Journal of Medicine*, die unterschiedliche »gesunde«

Ernährungsstile mit der Sterblichkeit korrelierte: Unter der DASH-Diät »sank« das Sterberisiko durch Herz-Kreislauf-Krankheiten (KHK) **nicht**, dafür gab es weniger Krebstote als in den Vergleichsgruppen. Das wiederum führte zu großen Fragezeichen bei den Autoren, da DASH ja genau zur Prävention von KHK konzipiert wurde – genau hier aber nichts brachte, sondern ganz woanders ohne jegliches physiologische Erklärmodell positive Korrelationen lieferte. Dieses weitere Beispiel zeigt abermals, welch unsinnige Artefakte die Verknüpfungsstatistik liefern kann. Das verdeutlichen auch die zahlreichen Pro- und Contra-Studien sowie die korrespondierenden Diskussionen mit diametralen Sichtweisen, die sich bis weit ins Jahr 2018 hinziehen. Nur ein paar Statements stellvertretend anlässlich einer *Lancet*-Studie aus 2018: »Völlig überraschend war die Beobachtung einer negativen Korrelation zwischen Salzkonsum und Herzinfarkt wie auch zwischen Salzkonsum und Gesamtmortalität«, sagte der Kardiologe Prof. Franz Messerli von der Universität Bern. Je mehr Salz, desto geringer war das gesundheitliche Risiko in diesen beiden Fällen. »Bestehende Leitlinien sind bezüglich des Salzgehaltes in der Nahrung wirklichkeitsfremd und sollten dringend überholt werden.« Und Prof. Martin O'Donnell, Co-Autor der Studie, stellte klar: »Es gibt keine überzeugenden Beweise dafür, dass Menschen mit moderater Natriumaufnahme diese reduzieren müssen, um Herzerkrankungen und Schlaganfällen vorzubeugen« *(Deutsches Ärzteblatt)*.

## KREUZZÜGE KULINARISCHER GLAUBENSKRIEGER

Und genauso läuft der omnipräsente Glaubenskrieg – es ist kein Wissenskrieg – zwischen Omnivoren (Allesesser), Vegetariern und Veganern ab. Und wenn es irgendwann die Carnetarier (Fleisch-Esser) geben wird, dann mischen auch die noch mit. Um es nochmal deutlich klarzustellen: Es existiert kein wissenschaftlicher Beweis, dass vegetarische Ernährung gesünder ist als Allesessen oder Veganismus. Wenn überhaupt, dann liegen wie immer nur statistische Zusammenhänge vor, die dann von Lobbygruppen in der Öffentlichkeitsarbeit gern zu Wahrheiten gemacht werden. Auch wenn einige Beobachtungsstudien zeigen, dass Vegetarier länger leben, dann heißt das letztlich nichts, denn man muss stets berücksichtigen: Kein Mensch weiß, ob die marginal längere Lebensdauer am Fleischverzicht liegt oder am komplexen Zusammenspiel vieler anderer Lebensstilfaktoren wie »Nichtraucher, wenig Alkohol, keine Drogen, viel Sport, viel Schlaf, kein Trash-TV schauen, oft beten und beichten, wenig Stress und viel Entspannung«. Es können auch ganz andere, der Wissenschaft unbekannte Faktoren (»Secret Confounder«) eine entscheidende Rolle spielen, weil sie keinem Forscher erzählt werden: Sind es vielleicht spezielle Sexualpraktiken zur Steigerung der Fleischeslust als Kompensation des Fleischverzichts? Keiner weiß es wirklich.

Andere Studien wiederum weisen auf die größere Gefahr von Herzinfarkten und Schlaganfällen bei Veganern hin. Auch hier gilt das Gleiche: Vielleicht liegt das höhere Krankheitsrisiko am Ernährungsstress statt am Nährstoffmangel – oder andere, unbekannte Ursachen sind dafür verantwortlich. Die vegane Gretchenfrage lautet eher: Warum eigentlich isst ein Mensch wider seine Natur nur Pflanzen und schränkt sich selbst massiv in seiner Vielfalt ein, obwohl er in Schlaraffia Germania alles essen könnte? Der Grund für den selbst auferlegten Nahrungsverzicht lautet sicher in einigen Fällen: Man will dazugehören zur »guten Minderheit«, die sich »gesund« ernährt und dabei noch ethisch-moralisch richtig handelt. Vegetarische und vegane Ernährung haben keine evolutionäre, humanbiologische Grundlage, sondern der Mensch setzt damit ein persönliches Statement, das dem jeweiligen Zeitgeist entspricht: Er zeigt, wer er ist, indem er zeigt, was er isst.

## ES WARD EIN TREND GEBOREN

Im Prinzip entsteht ein neuer »Ernährungshype« ganz einfach, wenn die Zeit reif dafür ist: Irgendein dicker, unzufriedener Journalist oder B-Promi schrammt am kolportierten »Herztod« vorbei und ändert anschließend sein gesamtes Leben – dabei wird er *auch* Veganer, Flexitarier oder Low Carber und nimmt ab, fühlt sich top und schreibt ein Buch »Wie ich vom dicken Fleischesser zum fitschlanken Gesundköstler wurde«. Je nach Marketingbudget cleverer Verlagsmanager wird diese essgetriggerte persönliche Katharsis dann zur allgemeingültigen Weisheit, zum neuen Trend, stilisiert – besonders wenn man noch ein paar gutaussehende Prominente mit an den Tisch holt: »Vegan / Low Carb / Clean Eating macht fit und schlank«; natürlich untermauert durch bewusste und unwissende Fehlinterpretation passender Studien. Und schon ist der nächste Ernährungstrend geboren, der im Falle des Veganismus auch 2018 mit etwa 1 % nicht mehr als eine »kulinarische Mikrodiaspora« bildet (Quelle: BMEL [Bundesministerium für Ernährung und Landwirtschaft], »Ernährungsreport 2018«). Und viele, die durch den PR-Hype auf den tierfreien Esszug aufgesprungen sind, springen auch schnell wieder ab. Viele Neu-Veganer werden sicher recht bald »böse« Hunger-Signale und Lust-Forderungen ihres Körpers erhalten, mal wieder »normal« zu essen, sprich sich aus dem vollen Fundus des reichhaltigen Angebots zu bedienen. Wer sich diesen Köperforderungen jedoch entgegenstellt, der kann psychische Probleme bekommen, denn er gerät in einen inneren Kampf zwischen Kopf und Bauch. Oder schlimmer noch: Es treten psychosomatische Beschwerden wie Schlapp- und Gereiztheit oder Verdauungsprobleme und ausbleibende Perioden auf – diese Symptome hatten Anfang 2019 einige vegane Social-Media-Stars zu tierischer Kost zurückkehren lassen: »Wenn vegane Influencer wieder Tiere essen«, titelte *Die Presse*. Finden sich vielleicht auch deshalb überproportional viele psychisch Kranke unter den Vegetariern im Vergleich zu den Allesessern? Oder werden gar psychisch Kranke häufiger zu Vegetariern, wie Studien der Universitäten Hildesheim und Graz nahelegen? Vegetarier litten den deutsch-österreichischen Forschungen zufolge signifikant häufiger an Angststörungen, Depressionen, psychosomatischen Beschwerden und Essstörungen. Bestätigt wurde dies 2017 in einer Männerstudie der Universität Bristol: Vegetarier und Veganer wiesen die höchsten Scores an depressiven Symptomen auf. Es können natürlich auch ganz andere Gründe ursächlich eine Rolle spielen, die niemand kennt. Generell stellt sich daher auch hier die Frage nach »Henne oder Ei«: Verursacht fleischfreie Ernährung psychische Probleme oder forciert eine gestörte Psyche veganes/vegetarisches Essverhalten (Letzteres nennt man »reverse Kausalität«)? Und wie mag es gar bei den Veganern sein, die auf noch mehr Nahrung verzichten? Hier darf mal wieder das oecotrophologische Universalcredo antworten: Nichts Genaues weiß man nicht!

## WAS REIZT MENSCHEN AN ERNÄHRUNGSIDEOLOGIEN?

Wenn sich zum Essen noch Ethik und Moral gesellen (die unser hungriger Körper, der satt werden will, übrigens nicht kennt), dann sind wir schnell bei den Bio-Freunden. Bio ist gesünder, Bio schützt die Umwelt, Bio schützt die Tiere, Bio hilft armen Bauern in Entwicklungsländern usw. Manches mag stimmen, manches ist einfach nur Unsinn und wurde schon mehrfach gründlich untersucht und widerlegt, beispielsweise: Bio ist gesünder – dieser Beweis konnte nie erbracht werden, und zwar weder für einzelne Lebensmittel noch für die gesamte Bio-Ernährungsweise. Bio schont die Umwelt – mag sein, dass wir unsere Böden durch Bio-Anbau schonen, aber es gibt andere Aspekte, die gern unter den Teppich gekehrt werden. So hat im Juni 2013 eine Studie herausgefunden: Bio-Einkauf schadet der Umwelt. Warum das? Der $CO_2$-Fußabdruck eines Bio-Konsumenten ist oft wesentlich schlechter, weil die Biomärkte häufig weiter entfernt liegen als der Supermarkt in der Nähe und viele mit dem Auto hinfahren. Darüber hinaus kommen viele heimische »Normalgemüse« wie Kartoffeln in der Bio-Version aus Ägypten oder Israel. Wissenschaftler der Uni Gießen konterkarieren den »Ich-habe-eine-weiße-Öko-Weste«-Bio-Lifestyle mit folgenden Thesen: Lebensmittel aus der Region sind nicht zwangsläufig klimafreundlicher als Produkte aus Übersee. Erschwerend kommt hinzu, dass »regionale Lebensmittel« in Supermärkten oft nicht aus der Region stammen: »Das meiste ist (Etiketten-)Schwindel«, konstatierte *Öko-Test* in mehreren Testreihen zwischen 2011 und 2016.

Dieses Studien-Spielchen »Wer hat Recht? Welche Ernährung ist die beste?« ließe sich für jede Ernährungsideologie endlos ausdehnen – selbstverständlich inklusive der aktuell populären Paläo-Köstler, Ketonesen, Low Carber, Clean Eater oder Zucker-Detoxer. Die berechtigte Frage lautet auch hier: Warum finden die unterschiedlichen Ernährungsphilosophien Anhänger? Sind diese Menschen auf der Suche nach identitätsstiftendem Halt, den ihnen die Religion nicht mehr bietet? Denn unser Wunsch nach sozialer Identität und die Suche nach einem identitätsstiftenden Selbstkonzept lassen sich heute auch über die Ernährung befriedigen. Das hat auch die evangelische Kirche erkannt, deren irdischer Abgesandter Dr. Kai Funkschmidt sich diesbezüglich in einem *ARD*-Interview wie folgt äußerte: »Für Menschen, die intensiv auf eine bestimmte Form der Ernährung fixiert sind, die das als Heilsbotschaft vertreten, ist das Essen Zentrum der Heilsbotschaft. Bei Veganern ist das sozusagen der Kern.« Für den Theologen Funkschmidt wird gesunde Ernährung im Extremfall zur Ersatzreligion, die mit »religiösem Fundamentalismus« vergleichbar sei und in letzter Konsequenz eine »Selbsterlösung durch Ernährung« bedeute. Klare Worte seitens der Kirche, die erkannt hat, dass säkulare Ernährungspäpste eine ernstzunehmende Konkurrenz für Gottes Beistand sind.

Ob nun die Suche nach Ersatzreligion, Lebenssinn und Identität oder andere Gründe verantwortlich dafür sind, dass sich jemand intensiv einer bestimmten Ernährungsform zuwendet: Es ist wie immer eine individuelle Entscheidung – egal ob bio, vegan, Low Carb, ketonoid oder Rohkost. Egal ob Lifestyle, Ethik oder Moral die Triebfeder sind.

Daher muss an dieser Stelle klar gesagt werden: Jeder Mensch kann, darf und soll essen, wie er es für richtig hält.

Toleranz und Akzeptanz den »Anders-Essenden« gegenüber stehen dabei auf der Werteskala ganz weit oben. Über Geschmack lässt sich sicher genüsslich streiten – aber bitte nicht missionieren!

Last, but not least hätten wir da noch den Otto Normalverbraucher, der sich aufgrund der omnipräsenten Ratschläge zur »gesunden« Ernährung korrekt verhalten möchte und versucht, ganz braver Bürger, nach den entsprechenden Regeln zu essen. »Das soll ja gesund sein, und ich will ja gesund bleiben«, ist der Leitgedanke der systemkonformen Regel-Esser. Dass es keine Beweise für gesunde Ernährung gibt und zu viel Pflanzenkost seinen Darm überstrapazieren kann, das weiß Otto N. leider nicht. Also wird er seine fiesen Blähungen auf alles Mögliche zurückführen, »aber doch nicht auf mein gesundes, ballaststoffreiches Vollkornmüsli mit Vollmilch und viel frischem Obst«.

## MACHT KRANK: GESUND ERNÄHREN ALS ZWANG

Bei 1–2 % der Bevölkerung entwickelt sich der Drang nach gesunder Ernährung zum Zwang, aus Otto Normalverbraucher wird Otto Orthorektiker. Orthorexie heißt in der Fachsprache die Essstörung, bei der sich Betroffene zwanghaft ausschließlich von »gesundem« Essen ernähren – ansonsten fühlen sie sich krank, minderwertig und schlecht. Obgleich diese psychische Erkrankung kontrovers diskutiert wird, warnen medizinische Fachgesellschaften immer wieder davor – so erklärte beispielsweise die Deutsche Gesellschaft für Endokrinologie Mitte 2014 die Betroffenen für »besessen vom gesunden Essen«. Denn bei Orthorektikern kann die »erhabene, reine Ernährung« zum absoluten Lebensmittelpunkt werden, zur

Ersatzreligion, die Orientierung bietet und das Selbstwertgefühl stützt. Dies führt wiederum zu sozialer Isolation, Nährstoff-Mangelerscheinungen und nicht selten zu abgemagerten Persönlichkeiten. Für die Psychologin Friederike Barthels vom Institut für Experimentelle Psychologie an der Universität Düsseldorf, die eine der wenigen Orthorexie-Studien geleitet hat, haben »Veganer, die sich zu dieser Ernährungsweise entschlossen haben, um ihr Risiko für Krankheiten zu verringern, ein erhöhtes Orthorexie-Risiko. Gefährdet sind insbesondere Veganerinnen, die mit dieser Ernährungsweise möglichst schlank werden wollen. Doch auch all jene, die eine Diät machen, die sehr strengen, spezifischen Regeln folgt, haben ein erhöhtes Risiko, zum Ernährungsfanatiker zu werden« (Spiegel Online). Die Düsseldorfer Psychologen errechneten auch die bereits eingangs erwähnte Häufigkeit der Orthorexie: Mit 1–2 % entspricht das Auftreten dieser »Essstörung« in etwa dem der bekannteren Magersucht (übrigens die psychische Erkrankung mit dem höchsten Sterberisiko bei Jugendlichen) und der deutschen Veganer-Quote.

Am Rande sei noch erwähnt: Dieser Glaube an gesunde Ernährung wird nicht von der Industrie gesät – die Hersteller haben gar nicht die missionarischen Mittel dazu. Dazu bedarf es der Unterstützung der Ernährungswissenschaft und ihrer Propagandamaschinerie. Die opportunistisch-pekuniär getriggerten Hersteller springen dann natürlich gern auf den Zug auf, wenn Ernährungsinstitutionen gewisse Lebensmittel zu den »Gesundmachern« erheben und entsprechende Labels verteilen, wie beispielsweise das »5-am-Tag«-Logo, das übrigens auch auf Konservengemüse, Büchsenobst, Kompottgläser und auf Tetrapaks mit dem Zuckerwasser Nektar geklebt werden darf. Wenn irgendein Lebensmittel oder eine Ernährungsform offiziell als »gesund« gefeiert wird, dann werfen natürlich auch die entsprechenden Hersteller ihre PR- & Werbetrommeln an, um sich zu profilieren und zu positionieren. Nur: Wie soll man es ihnen verübeln, wenn DGE & Co. die (pseudo-)wissenschaftlichen Steilvorlagen liefern? Das ist ganz normales Wettbewerbsverhalten in der heutigen Marktwirtschaft.

Welche Ernährungsform auch immer man sich anschaut, Fakt ist: Wer sich zu einer bestimmten Ernährungsideologie bekennt, der muss einen festen Glauben haben, und zwar den Glauben an die »Wirksamkeit«, sei es zur Rettung respektive Erhaltung der eigenen Gesundheit oder gleich der ganzen Welt. Denn diesbezügliches Wissen in Form von Belegen existiert: keines.

 **FAZIT**

Es gibt keine Beweise, dass irgendeine Ernährungsform gesünder ist als die andere. Ernährungsideologien sind Glaubenssache, für manche gar eine identitätsstiftende Ersatzreligion im Sinne einer Besser-Esser-Hybris, die dem »Gefühl des Erhabenseins« dient.

# 12

---

## PFLANZENKOST-MYTHEN

Nachdem Sie nun Glaubenskrieger der Ernährung, Essensjünger und Ersatzgläubige kennen gelernt haben, folgt jetzt ein kurzer Einblick in die doppelmoralistische Propagandamaschinerie der »Fleischverzichter«: Wie wird öffentliche Meinung gemacht?

### VEGGIE-STUDIEN — ICH MACH MIR DIE WELT, WIDDEWIDDE WIE …

Vielleicht erinnern Sie sich noch an die Schlagzeile »Fleischverzehr erhöht Sterberisiko«. Diese Headline gehört zu einem Online-Text des Vegetarierbunds ProVeg (Ex-VEBU), visualisiert mit einem Friedhofsbild, das Grabsteine zeigt, so weit das Auge reicht. Basis dieser »Todesdrohung« war die Beobachtungsstudie EPIC. Wie Sie inzwischen ganz genau wissen: Diese Meldung zeigt ein beliebtes Täuschungsmanöver in Sachen Ernährung. Uns wird eine Ursache-Wirkungs-Beziehung vorgegaukelt, die eine Beobachtungsstudie nicht liefern kann. Die Überschrift verdreht demnach bewusst die Aussagen der Studie, und nicht nur das: Hier wuchern Falschinformationen sowohl im ProVeg-Beitrag als auch in der Originalstudie, die seitens der Vegetarier-Redaktion entweder nicht gelesen oder bewusst falsch interpretiert wurde.

Worum geht es konkret? In der Studie wurde die Sterberate mit dem Fleischkonsum korreliert. Dabei fanden die Autoren weder beim Verzehr von rotem Fleisch noch bei dem von Geflügel einen statistisch signifikanten Zusammenhang mit den Todesfällen. Lediglich für »verarbeitetes Fleisch« will die Studie eine moderate Korrelation mit der Mortalität beobachtet haben, die jedoch bei detaillierter Analyse der Originaldaten fragwürdig erscheint. Im ProVeg-Artikel liest sich das dann so: »Es konnte gezeigt werden, dass der Konsum von rotem, insbesondere verarbeitetem Fleisch einen hohen Einfluss auf die Gesamtmortalität hat.« Damit wird dem Leser suggeriert, die Studie habe ergeben, dass Steaks und Hamburger sein Leben nennenswert verkürzen. Doch das stimmt nicht: Denn der Studie zufolge hat weder »rotes Fleisch« noch »insbesondere« verarbeitetes Fleisch, sondern wenn überhaupt **nur** verarbeitetes Fleisch einen statistischen Einfluss – und zwar auch nur einen »moderaten« und keinen »hohen«, wie ProVeg behauptete. Und die ProVeggies setzten noch einen drauf: »Nicht nur die Gesamtmortalität erhöhte sich durch den Fleischkonsum, sondern auch das Sterberisiko an Herz-Kreislauf-Erkrankungen und Krebs.« Genau das wird aber in der Studie verneint: kein statistisch signifikanter

Zusammenhang von »Rotfleisch« mit Herz-Kreislauf-Erkrankungen und Krebs.

## MEHR GEFLÜGEL, LÄNGERES LEBEN!

Die EPIC-Autoren stellten sogar fest, dass »Wenig-Geflügel«-Esser früher sterben als »Viel-Geflügel«-Esser. Weiter war die Gesamtsterblichkeit bei den Wenig- bis Kein-Rotfleisch-Essern höher im Vergleich zu nahezu allen anderen Gruppen. Obgleich diese eigentlichen Hauptbotschaften in der Studie nur Randnotizen sind, weil sie nicht ins gern propagierte Bild des »bösen Fleisches« passen (allein aufgrund der Tatsache, dass sogar die Autoren diese Zusammenhänge unmissverständlich klarstellen), hätten auch die Vegetarier-Lobbyisten der Glaubwürdigkeit und Vollständigkeit halber auf diese Ergebnisse hinweisen müssen. Dafür jedoch resümieren die Autoren dementsprechend eindeutig: **»Es scheint, dass ein geringer, aber nicht ein Null-Fleischkonsum gesundheitsfördernd sein könnte.«** Vielleicht hat der ProVeg-Redakteur das auch nur überlesen, was die Frage aufwirft: Wurde die Studie überhaupt sorgfältig analysiert?

Denn selbst der Zusammenhang zwischen verarbeitetem Fleisch und Mortalität ist dubios, da er auf einem verschleierten Rechenkonstrukt basiert. Schaut man sich diese Zahlenspielchen genauer an, findet man beispielsweise folgende Information: Der »moderate« Zusammenhang zwischen verarbeitetem Fleisch und Mortalität gilt den Autoren gemäß nur für Männer, nicht aber für Frauen. Bratwurst, Frikadelle und Salami »schaden« demnach nur der männlichen Gesundheit, Frauenkörper hingegen sind immun gegen »Schadwurst«? Unbeeindruckt von unemanzipierten Killerkoteletts & Co.

zeigt sich auch hier ein ähnliches Bild wie bei rotem Fleisch und Geflügel: Männer, die keine oder sehr wenig Wurst essen, segnen früher das Zeitliche als die Mehrverzehrer.

Nimmt man sich die Studie noch näher zur Brust, kommen weitere Tricksereien zu Tage: unterschiedliche Berechnungsgrundlagen der Sterblichkeit, die statistische Signifikanz der Daten ist vielfach nicht gegeben, mathematische Berechnungslinien sind nicht nachvollziehbar. Und zu guter Letzt sucht man vergeblich nach einer klaren Definition, was die Autoren mit »verarbeitetem Fleisch« eigentlich meinen. So bleibt unklar, ob beispielsweise Chicken-Nuggets Geflügel- oder Verarbeitungsfleisch sind oder für beide Kategorien verwendet wurden. Last, but not least: Wäre die Studie professionell, dann hätten die Autoren den Zusammenhang zwischen der Sterblichkeit und dem Gesamtverzehr von Wurst und Fleisch geprüft. Aber genau das ist unterblieben – zumindest haben die Autoren die Ergebnisse nicht mitgeteilt. Denn die Daten zum »Gesamtverzehr« fehlen. Das alles scheint Pro-Veg egal: Augen zu und durch, Hauptsache, »Fleisch erhöht das Sterberisiko« – und zwar öffentlichkeitswirksam!

## DIE DOPPELMORAL DER LOBBYISTEN

Neben dieser vegetarischen Desinformation spiegelt der Vegetarier-Artikel auch die Doppelmoral wider, Studien »al Lobbygusto« ganz unterschiedlich zu bewerten: So hat ProVeg im Februar 2014 eine Studie der Medizinischen Universität Graz massiv angegriffen, die gezeigt hatte, dass »Fleischverzichter« mehr Krankheiten aufweisen als Fleischesser: Vegetarier haben häufiger Krebs und mehr Herzinfarkte, leiden wesentlich öfter an Allergien und zeigen mehr psychische Störungen als Viel-Fleisch-Esser. Darüber hinaus ist die Lebensqualität der Vegetarier niedriger und sie benötigen mehr Leistungen des Gesundheitssystems.

Das Bemerkenswerte an der Grazer Studie aber war: Die Autoren postulierten keine Ursache-Wirkungs-Beziehung. Ganz im Gegenteil, es wurde klar und deutlich darauf hingewiesen, dass hier nur Korrelationen vorliegen, für die es keine Erklärung gibt: »Ob die schlechtere Gesundheit der Vegetarier durch deren Ernährung verursacht wird oder ob sie wegen ihres schlechten Gesundheitszustands zu Vegetariern werden, das kann nicht beantwortet werden. Wir können keinen Kausalzusammenhang feststellen, aber gesicherte Erkenntnisse beschreiben«, erklärten die Grazer Wissenschaftler. Das alles hinderte ProVeg und Konsorten jedoch nicht daran, ein Feuerwerk der öffentlichen Diskreditierung abzubrennen: Die Studie habe Mängel, sei schlecht gemacht und die Ergebnisse seien unbrauchbar. Aus Lobbyistensicht ist das natürlich nachvollziehbar, denn diese österreichische Studie passt nun mal so gar nicht ins Bild des »übergesunden Vegetariers«. Und dann das: Nur ein paar Tage nach der ProVeg-Graz-Kritik erschien besagte »Fleischkonsum-erhöht-Sterberisiko«-Fake-Meldung auf der Bildschirmfläche.

Nur der Vollständigkeit halber: Würde man an die Grazer Studie den hier offenbarten Veggie-Lobby-PR-Standard anlegen, so hätte die Headline heißen müssen: »Vegetarische Ernährung erhöht das Risiko für körperliche und geistige Erkrankungen«. Und das Bild – passend zur Aussage der Studie – hätte vielleicht eine psychiatrische Anstalt zeigen müssen, denn auch Depressionen und Angststörungen traten (wie schon in der Studie der Universität Hildesheim) bei den Pflanzenköstlern vermehrt auf.

## ANDERE ERNÄHRUNG, GLEICHE LEBENSLÄNGE

Nur am Rande sei erwähnt: Die EPIC-Oxford-Analyse hatte
bereits ergeben, dass sich Vegetarier und Fleischesser in puncto Gesamtmortalität nicht unterscheiden – ein glaubwürdiges
Ergebnis, das Ende 2014 im *International Journal of Cardiology* bestätigt wurde: Die Metaanalyse von acht Studien mit
mehr als 183.000 Teilnehmern zeigte keinen Unterschied der
Sterblichkeit von Vegetariern und Allesessern. Nur in Untersuchungen mit religiösen Minderheiten lebten Vegetarier ein
wenig länger. Die Ursache dafür sahen die Studienleiter jedoch
gerade *nicht* in der Ernährung, sondern in unbekannten
Lebensstilfaktoren der Strenggläubigen. Darüber hinaus ergab
diese Studie, die unter Leitung der University of Manchester
durchgeführt wurde: Vegetarische Ernährung zeigt weder
einen Einfluss auf Hirndurchblutungsstörungen noch auf
koronare Herzkrankheiten (KHK). Dieses Ergebnis wurde fast
zeitgleich durch eine weitere internationale Studie unter
Beteiligung der Universität Würzburg bestätigt: Es ist kein
Zusammenhang zwischen KHK und Nahrungseiweiß erkennbar (weder insgesamt noch differenziert nach tierischer oder
vegetarischer Proteinquelle). Ob man also Fleisch, Fisch,
Milch oder Gemüse, Nüsse oder Eier isst, hat demnach keinen
Einfluss auf Herzkrankheiten. Interessanterweise ergab die
Würzburger Eiweiß-Studie ein niedrigeres KHK-Risiko bei
hohem Geflügelfleisch-Verzehr, was jedoch ebenfalls »mit
Vorsicht interpretiert werden muss«, wie die Autoren beto-
nen ...

Grundsätzlich gilt: All diese ernährungsideologischen Diskussionen »Welche Essweise ist gesünder und lässt länger
leben?« sind wie der Streit um des Kaisers Bart – belanglos.

### FAZIT

Vegetarische und vegane Ernährung sind Moden, die mehr der Profilierung der Persönlichkeit als der Gesundheit dienen – und bei denen »Heilsbringer«-Wirkungen unters Volk gebracht werden, angesichts derer sich Baron von Münchhausen vor Wonne im Grabe wälzt.

Wer glaubt, sich mit Pflanzenkost gesund zu essen, der verschenkt seinen Glauben nicht nur an eine Ideologie, die auf Mythen und Märchen basiert, sondern läuft sogar Gefahr, Essstörungen zu entwickeln.

Aber klar ist auch: Wer nicht aus gesundheitlichen, sondern rein aus ethisch-moralischen Motiven wie »Ich will nicht, dass für mich ein Tier stirbt« oder »Ich unterstütze keine Massentierhaltung« auf Fleisch und tierische Produkte verzichtet, der hat einen persönlichen Grund, der zu akzeptieren ist.

Interessant: Mehr als 80 % aller Vegetarier und über 70 % der Veganer essen irgendwann wieder Fleisch (Umfrage der Non-Profit-Organisation Human Research Council, Dez. 2014). Und mehr als 80 % der Deutschen erachten den Verzehr von Fleisch und Wurst als »selbstverständlich und naturbewusst« und wollen »unter keinen Umständen« auf diesen Genuss verzichten (GfK-Umfrage, 2013, repräsentativ, 3 % Vegetarier). Diesem »nutritiv essenziellen« Stellenwert entsprechen die Ergebnisse einer weiteren repräsentativen GfK-Umfrage aus dem April 2015: Fast die Hälfte aller Befragten »müssen« einmal am Tag entweder Fleisch oder Wurst essen. Gemäß »Ernährungsreport 2019« der Bundesregierung (BMEL) essen zwar inzwischen »nur« noch fast 30 % täglich Fleisch und Wurst – aber Braten, Schnitzel oder Gulasch sind noch immer die Lieblingsessen der Deutschen. So is(s)t Deutschland. Das ist die Realität auf dem Teller.

# RANDNOTIZ: VEGGIENATION INDIEN: DIABETES & BLUTHOCHDRUCK

Zur freigeistigen Korrelation bieten sich folgende Fakten an: In Indien leben mit 38 % der Bevölkerung weltweit die meisten Vegetarier (und das mit weitem Abstand: Platz 2 »belegt« Israel mit 13 %). »Die sind daher sicher sehr gesund«, vermutet ad hoc der überzeugte Pflanzenköstler. 2018 jedoch überraschte die Universität Göttingen mit folgender Pressemeldung: »In allen Regionen und gesellschaftlichen Gruppen **Indiens** weisen die Menschen mittleren und höheren Alters **hohe Raten an Diabetes und Bluthochdruck auf.** Das hat ein internationales Forscherteam der Universitäten Harvard und Göttingen sowie des Universitätsklinikums Heidelberg herausgefunden. Die Wissenschaftlerinnen und Wissenschaftler legten die erste landesweit repräsentative Studie zu diesem Thema vor. Unerwartet waren insbesondere die hohen Raten an Bluthochdruck bei jungen Erwachsenen. Die Ergebnisse wurden in *JAMA Internal Medicine*, einer Zeitschrift der American Medical Association, veröffentlicht.« Na, so was aber auch! Natürlich ist eine Kausalität »Vegetarismus erhöht Blutdruck und fördert Diabetes« keineswegs wissenschaftlich abzuleiten. Jedoch können Sie sicher sein: Wären die Raten an Diabetes und Bluthochdruck in Indien besonders **niedrig**, dann wäre eine potenzielle »Kausalinterpretation gesunden Vegetarismus« seitens ProVeg & Co. natürlich sehr naheliegend ...

# 13

## FLEISCH UND FLEISCH GESELLT SICH GERN

Fleisch ist böse – und wer Fleisch isst, auch. So denken zumindest viele Tierliebhaber, die Steak, Wurst und Schnitzel für die Wurzel körperlichen Übels halten. Dabei haben sie besonders die roten Sorten auf dem Kieker. Am Rande erwähnt: Eine wissenschaftlich exakte und international einheitliche Definition von rotem und weißem Fleisch existiert nicht. Ob Straußenfleisch beispielsweise zu weißem (Geflügel) oder rotem (Farbe) Fleisch gezählt wird, obliegt dem Gusto der Forscher. Ein Schnitzel ist zwar eher weiß als rot, gehört aber meist zu Rotfleisch. Bei einer Weißwurst sehen die Wissenschaftler ebenfalls rot, das muss man erst einmal verarbeiten. Wo fängt die Fleischverarbeitung an, wo hört sie auf? Auch das entscheidet die kategorische Willkür der Wissenschaftler.

Reden wir nicht lange um den heißen Brei herum: So wie beim Obst und Gemüse kein Beweis dafür existiert, dass es der Gesundheit nützt, so liegt auch für den Fleischkonsum kein wissenschaftlicher Beleg vor, dass er schadet. Wenn überhaupt, so haben die Studien auch hier nur Korrelationen ergeben.

Wie aber soll die Wurst zuckerkrank machen? Es könnten Begleitstoffe schuld sein, eventuell gibt es auch andere potenzielle Ursachen, die jedoch noch weiter erforscht werden müssen. Das ist übrigens der Lieblingssatz, mit dem alle Ernährungsstudien enden: »Da noch andere, unbekannte Gründe für die entdeckten Zusammenhänge verantwortlich sein können, sind weitere Forschungen nötig.« Weitere Forschungen, immer weiter. So machen die Studienleiter stets gebetsmühlenartig darauf aufmerksam, dass ohne weitere Forschungsgelder alles Ernährungswissen vage bleibt. Unter uns: Das wird auch so bleiben.

## FLEISCH IST NICHT »BÖSE«

Ein weiteres ungeschriebenes Gesetz der Ernährungsforschung lautet: »Zu jeder Studie gibt es eine Gegenstudie.« Das gilt natürlich auch für das »böse« Fleisch. Zwei unabhängige Metaanalysen von der Universität Cambridge (2014, 72 Studien) und im *British Medical Journal* (2015, 73 Studien) ergaben beispielsweise: Tierische Fette (gesättigte Fettsäuren) haben **keinen** Einfluss auf Herzkrankheiten und Sterblichkeit. Damit bestätigten die Forscher eine vorherige Auswertung von 57 Studien: Es ist **kein** Zusammenhang (Korrelation) zwischen Fleischverzehr und Herz-Kreislauf-Erkrankungen erkennbar. Darüber hinaus mahnte ein Kardiologe im renommierten *Bri-*

*tish Medical Journal (BMJ)*, dass der Mythos von gesättigten Fetten (aus Fleisch) als Verursacher von Herz-Kreislauf-Erkrankungen »zerstört« werden müsse.

## DARF ES NOCH EINE STUDIE EXTRA SEIN?

Dem entspricht die erste große Metaanalyse ausschließlich von RCTs (»Randomised Clinical Trials«), also hochwertiger klinischer Studien, die im Januar 2017 ergab: Der tägliche Verzehr von mehr als einer halben Portion (> 35 Gramm) rotem Fleisch (verarbeitet und unverarbeitet) hat keinen Einfluss auf die wesentlichen Risikofaktoren für Herz-Kreislauf-Krankheiten (LDL/HDL/Total-Cholesterin, Triglyceride, Blutdruck). Für die Studie, die im Topjournal der American Society for Nutrition, dem *American Journal of Clinical Nutrition,* publiziert wurde, analysierten die Autoren 945 Studien, von denen 24 RCTs ihre Qualitätskriterien erfüllten und ausgewertet wurden. Die Wissenschaftler, die ihre Studie als »erste RCT-Metaanalyse dieser Art« sehen, fanden auch keinen Hinweis, dass ein deutlich höherer Fleischkonsum als 35 Gramm/Tag die KHK-Risikofaktoren beeinflusst.

Als »Hackhäubchen« sei noch eine weitere Großstudie von Anfang 2017 erwähnt, bei der mehr als 267.000 Australier hinsichtlich des härtesten (und klarsten) aller Studienendpunkte beobachtet wurden: Die Wissenschaftler konnten keinen Unterschied in der Sterblichkeit (~ 17.000 Todesfälle) zwischen Fleischessern und diversen Formen vegetarischer Ernährung (Vegetarier, Flexitarier [≤ 1 x pro Woche Fleisch], Fischvegetarier) feststellen (*Preventive Medicine*).

## DEUTSCHE KARDIOLOGEN:
## EIN HERZ FÜR FLEISCH!

Und die Deutsche Gesellschaft für Kardiologie (DGK) e. V. lancierte anlässlich des Europäischen Kardiologenkongresses 2018 folgende Pressemeldung: »Neue internationale Studie mit mehr als 218.000 Teilnehmern aus über 50 Ländern empfiehlt Umdenken bei herzgesunder Ernährung: Fleisch und Milchprodukte. Zum Beispiel zeigen unsere Ergebnisse, dass Milchprodukte und Fleisch herzgesund sind und zur Langlebigkeit beitragen. Das weicht von herkömmlichen Ernährungsempfehlungen ab.« Randnotiz: Sie wissen ja jetzt, dass kein Kausalzusammenhang hergestellt werden kann, das ist frei erfunden, denn auch hier handelt es sich wie üblich um eine Beobachtungsstudie. Die DGK macht es aber einfach trotzdem ... Aus Liebe zum Filetsteak auf dem eigenen Teller?

Blicken wir noch kurz nach unten, vom Herz zum Darm. Auch hier hat die Wissenschaft Mitte 2015 klare Erkenntnisse vorgelegt: Rotes Fleisch ist **kein** Risikofaktor für Darmkrebs (Metaanalyse von 27 oecotrophologischen »Goldstandard-Studien« [prospektive Kohortenstudien], *Journal of the American College of Nutrition*). Interessanterweise ergab 2009 die Analyse der wichtigsten Ernährungsstudie EPIC (Oxford): Vegetarier haben häufiger Darmkrebs als Fleischesser ...

Und 2018 stellte die Patienteninformationsseite »gesundheitsinformation.de« des IQWiG (Institut für Qualität und Wirtschaftlichkeit im Gesundheitswesen) klar: »Es gibt bisher keine randomisierten Studien, die belegen, dass es vor Darmkrebs schützt, wenn man weniger rotes und verarbeitetes Fleisch isst.« Und nur der Vollständigkeit halber, weil das

IQWiG als Quelle so schön als seriös, evidenzbasiert, unabhängig und damit als vollumfänglich glaubwürdig einzustufen ist: »Ballaststoffe können das Darmkrebsrisiko wahrscheinlich kaum oder gar nicht senken.« Aller guten Statements sind drei, ergo noch diese Tatsachendarstellung der Gesundheitsinformanten: »Das internationale Forschungsnetzwerk Cochrane fand keine überzeugenden Belege dafür, dass Menschen, die viel Obst und Gemüse essen, seltener an Darmkrebs erkranken.«

Zur Erinnerung: Die bereits erwähnte EPIC-Studie **beobachtete** auch, dass nicht die Fleischverächter am längsten leben, sondern die moderaten Fleischesser. Leicht irritierend hingegen wirkt die folgende »Freigeistkorrelation«: Die Österreicher »knacken« als einziges EU-Land die 100-Kilo-Marke beim Fleischkonsum pro Kopf und Jahr. Damit sind sie die Nummer 1 in Europa – und ihre Lebenserwartung liegt höher als die der Griechen, die nur knapp halb so viel Fleisch essen wie die Österreicher (Quelle: Statista, 2019).

## FRAUEN: WENIGER FLEISCH, MEHR HERZTOD

Jetzt wird's noch ein bisserl kurioser: Gemäß Untersuchungen des Robert Koch-Instituts essen doppelt so viele Frauen wie Männer fünfmal am Tag »herzschützendes« Obst und Gemüse. Laut Daten der Deutschen Hochdruckliga aus dem Dezember 2014 sind Frauen häufiger vom Herz-Kreislauf-Tod betroffen als Männer; beispielsweise sterben Frauen dreimal häufiger als Männer an den Spätfolgen von Bluthochdruck. Bereits dem Herzbericht 2013 zufolge sterben Frauen um 61,5 % öfter an Herzklappenkrankheiten, um 55 % häufiger an Herzrhythmusstörungen und doppelt so oft an Herzinsuffizienz wie Männer. Auch weil diese hohen Quoten »nicht ohne Weiteres zu erklären sind« (unisono Prof. Dr. Christian Hamm, Post-Präsident der Deutschen Gesellschaft für Kardiologie, und Prof. Dr. Thomas Meinertz, ehemaliger Vorstandsvorsitzender der Deutschen Herzstiftung), ist ein kausaler Zusammenhang dieser frei konstruierten Korrelation natürlich nicht belegbar. Mag der Unterschied damit zusammenhängen, dass Männer doppelt so viel Fleisch und Wurst essen wie Frauen (12. Ernährungsbericht der DGE, 2012). Am Rande erwähnt: Eine holländische Studie der Universität Maastricht, publiziert 2019 im *Journal of Epidemiology and Community Health*, hat Folgendes beobachtet: Bei Männern war kein Zusammenhang zwischen Langlebigkeit (> 90 Jahre) und Körpergröße und **Körpergewicht** nachweisbar.

Zur Abrundung dieser hochspekulativen Korrelationskreatiönchen folgt nun ein etwas exotisches Forschungsschmankerl zu den »Lunten des Lebens«...

## FLEISCHESSER HABEN DIE LÄNGSTEN!

Telo-was? Telomere. Das sind die Schutzkappen am Ende der Chromosomen (Erbgut), die als Indikator für die Lebenszeit der Zellen fungieren – sozusagen die »Zündschnur« des Lebens, die immer kürzer wird, bis die Zelle stirbt. Je länger diese Telomere sind, desto länger leben die Zellen. Daher wird diskutiert, ob Menschen mit langen Telomeren durchschnittlich länger leben als solche mit kurzen. Nun hat eine neue Studie von 2017 Folgendes gezeigt: Kinder, die im ersten Lebensjahr am häufigsten krank waren, hatten die kürzesten Telomere – also ein schlechtes Zeichen, denn die »kurzen Kappen« können auf frühzeitige Zellalterung, drohende

Krankheiten und schlimmstenfalls gar auf ein kurzes Leben hindeuten. Wenn diese Kinder dann im Alter noch dazu zu viel rumsitzen, dann ist das gar doppelt schlecht für deren Telomere – denn einer weiteren Untersuchung der University of California aus 2018 zufolge haben ältere Frauen zwischen 64 und 95 Jahren, die am meisten sitzen und sich am wenigsten bewegen, die kürzesten Telomere. Aber was wären die modernen Ernährungswissenschaften, wenn es hier nicht auch ein paar passende Studien gäbe, die hoffnungsfroh stimmen!

So penetrierte im Sommer 2016 eine neue Studie das Sommerloch mit folgendem Erguss: **Fleischesser haben die längsten!** Auch wenn diese Schlagzeile so manchen männlichen Steakliebhaber in seiner Manneskraft bestätigen mag, die Wissenschaftler zeigten stattdessen: Rotfleischesser haben die längsten Telomere. Und nur kurze Zeit später gab die Veterinärmedizinische Universität Wien in einer Pressemeldung anlässlich ihrer neuen Studie bekannt: »Ein voller Bauch verjüngt den Siebenschläfer ... Ausgiebige Mahlzeit hält Zellen jung«. Die Wiener Forscher zeigten, dass die Telomerlänge der Siebenschläfer direkt vom Nahrungsangebot abhing. Nur bei zusätzlichem Futterangebot konnte die gleiche Länge oder sogar eine Verlängerung der Endkappen festgestellt werden.

Lautet die freigeistige »Kombination der Korrelation« aller hier aufgeführten Telomerforschungen etwa: Um das verfrühte Abfackeln der Lebenszeitzündschnüre bei häufig kranken Kindern, die als Erwachsene viel sitzen, zu verlangsamen, gebt diesen Kindern Fleisch zu essen und lasst sie sich ordentlich den Bauch vollschlagen?! Zugegebenermaßen eine gewagte These, die jedoch aufgrund der Studienlage moderat »plausibilitätsgestützt« daherkommt ... Sie können auch einfach nur darüber lachen, das ist sicher okay. Oder Sie halten sich an das zentrale Credo aller forschenden Ernährungswissenschaftler, denn auch die »Fleischesser-haben-die-längsten-Telomere«-Studie endet natürlich mit deren Lieblingssatz: »Weitere Studien müssen durchgeführt werden, um diesen Zusammenhang noch näher zu beleuchten.«

Zum Abschluss dieses Kapitels blicken wir kurz in die Vergangenheit auf die prähistorische Speisekarte unserer Vorfahren: Die engsten Verwandten des Homo sapiens, die Neandertaler, verzehrten hauptsächlich Fleisch, ergänzt um pflanzliche Lebensmittel. Und diese Vorliebe für Fleisch hat höchstwahrscheinlich auch den Aufstieg der Frühmenschen begünstigt, wie 2012 eine Studie im naturwissenschaftlichen Fachmagazin *Nature* bekräftigte: Die ersten Vertreter der Gattung Homo aßen wohl mehr Fleisch als ihre »Erd-Mitbewohner« anderer Gattungen, was ihnen einen evolutionsbiologischen Vorteil verschaffte. Dem entspricht auch die klare Aussage von Prof. Dr. Hermann Parzinger, Präsident der Stiftung Preußischer Kulturbesitz, in der ZDF-Sendung Terra X (Mai 2018): »Die Vermehrung des Fleischkonsums führte natürlich auch, neben vielen weiteren Auswirkungen, zu einer Vergrößerung des Gehirns, zu einem ausgeprägten Hirnwachstum, was den Menschen zu ganz anderen Leistungen befähigt hat.«

Kurzum: Fleisch ist ein natürliches Grundnahrungsmittel unserer Spezies, dessen gesundheitsapostolische Verteufelung absolut absurd ist. So sehen es auch fast 90 % der Teilnehmer einer Meinungsumfrage im Auftrag von Deutschlands größter Gesundheitszeitschrift: »Es ist naturbedingt und selbstverständlich, dass Menschen Fleisch essen« (*Apotheken Umschau*, 2012). Nur so am Rande erwähnt: Dieses Statement gilt sicher auch für eines der natürlichsten und hochwertigsten Lebensmittel zugleich: das Ei. Und so ist es mehr als begrüßenswert, dass seit Ende 2016 in den offiziellen US-amerikanischen Ernährungsrichtlinien nicht mehr vor cholesterinhaltigen Lebensmitteln gewarnt wird. Nahrungs-Cholesterin sei unbedenklich und keine Gefahr für die Gesundheit. Eier und Co. sind »rehabilitiert«. Die Autoren begründen den »Rausschmiss« damit, dass in der vorliegenden wissenschaftlichen Literatur kein nennenswerter Zusammenhang zwischen Cholesterin in der Nahrung und Cholesterin im Blut zu erkennen sei. Wenn das die Erklärung ist, was wird da wohl alles noch dem Cholesterin folgen und aufgrund mangelnder Evidenz aus den Leitlinien verbannt? Etwa Fleisch?

 **FAZIT**

Es gibt keine wissenschaftliche Grundlage dafür, dass weniger Fleischverzehr mehr Gesundheit bringt. Ein längeres Leben haben die fleischfreien Esser auch nicht. Manch namhafte Vorzeigestudien wie EPIC zeigen gar das Gegenteil — moderate Fleischgenießer leben am längsten.

# 14

## AUS TEUFELS KÜCHE: SALZ & ZUCKER

Sie wissen jetzt schon, was folgt, also machen wir es kurz: Es gibt keine Beweise, dass Zucker krank, schlank, dick, dünn oder gar süchtig »wie Kokain« macht. Bei Letzterem muss man ernsthaft bezweifeln, dass die Forscher, die das noch behaupten, selbst klar im Kopf sind. Genauso wie alle »Zucker-Detoxer« zu bemitleiden sind, die sich damit Gesundheit, Schönheit und Sexyness erhoffen. Denn das wird sicher nicht passieren. Weiter fehlen wissenschaftliche Belege, dass Salz für Bluthochdruck oder sonstige Krankheiten verantwortlich ist oder diese beschleunigt. Zum Salz hatten wir ja bereits in das Kapitel »Kulinarische Diaspora: Ernährungsideologien« ein paar Studien und Statements »eingestreut«. Nutzen wir daher Salz und Zucker, um ein inzwischen eingestelltes Aufklärungsprojekt des Europäischen Instituts für Lebensmittel- und Ernährungswissenschaften (EU.L.E. e. V.) nochmals kurz zu reanimieren:

Der regelmäßig erschienene **»Ernährungsunsinn des Monats«** war ein Online-Newsletter für Journalisten, Oecotrophologen und alle, die sich für einen schonungslos-kritischen Blick hinter die Kulissen der oecotrophologischen Meinungsmache-Maschinerie interessieren. Das Ziel war, Ernährungsunsinn zu entlarven, der auf grob fahrlässiger Ernährungs-PR von Universitäten und Instituten basiert, die in den Medien bewusst Fehlinformationen lancieren und damit der Öffentlichkeit und den Bürgern Ernährungsideologien unterjubeln wollen. Und da dürfen natürlich auch Meldungen zum »gefährlichen Zucker« und »krankmachenden Salz« nicht fehlen.

## Versalzene Headlines

»Weniger Kochsalz schützt vor Herzschwäche«, war im August 2013 in zahlreichen Medien zu lesen. Diese Meldungen basierten wie so oft auf der gleichlautenden Überschrift einer PR-Meldung, in der Vermutungen aus Beobachtungsstudien umformuliert wurden. Und warum das alles? Ganz einfach: Die Verfasser dieser und vergleichbarer Pressemeldungen wollen den Redaktionen prinzipiell nichtssagende Instituts-PR schmackhaft machen, damit die Zeitungen ihre PR veröffentlichen; denn das bringt Öffentlichkeit, Aufmerksamkeit und Reputation: Man bleibt gehört und deshalb wichtig. Das Perfide daran: Der PR-Text selbst machte mit zahlreichen Relativierungen und Konjunktiven wie »deuten darauf hin«, »könnte« und »vermutlich« klar, dass (wieder einmal) kein Beweis für einen Herz-Schutzeffekt durch weniger Salzkonsum vorliegt. Und schaut man sich die Studie genauer an, auf die sich die Artikel stützen, bestätigen die Originaldaten ebengenau das. Der »Ernährungsunsinn« resümierte: Es ist normal, dass Headlines von PR-Meldungen die Nachricht in zugespitzter Form darbieten, denn **mit Konjunktiven lockt man keine Journalisten und diese keine Leser.** Genauso üblich ist es, dass in der Ernährungsforschung meist nur spekuliert werden kann. Jedoch sollten die zugrunde liegenden Fakten die spekulativen, Kausalität suggerierenden Lock- oder Schockheadlines ad absurdum führen! Um genau auf diese Missstände aufmerksam zu machen, hatten der wissenschaftliche Leiter des Europäischen Instituts für Lebensmittel- und Ernährungswissenschaften, Udo Pollmer, und der Autor dieses Buchs den »Ernährungsunsinn des Monats« ins Leben gerufen.

## OHNE SALZ STERBEN WIR

Zur Abrundung des Salzgeschmäckles sei an die Blutdruck-Studien der DGE, an DASH und das IQWiG erinnert (siehe S. 108). Ergänzend dazu folgen nun noch ein paar Erkenntnisse der jüngeren Forschung: Niemand weiß, wie viel Salz für einen Menschen gesund oder ungesund ist. Es gibt keinen Nachweis, dass salzarme Ernährung einen Nutzen für die Gesundheit liefert, ganz im Gegenteil: Salzreduktion kann gefährlich werden, besonders für Bluthochdruck- und herzkranke Patienten (je weniger Salzkonsum, desto höher die Sterblichkeit). Die Wissenschaft weiß nicht, ob und bei wem sich ein erhöhter Salzkonsum negativ auf den Blutdruck auswirkt. Der geringe Zusammenhang zwischen Blutdruck und

Salzkonsum ist für gesunde Menschen völlig irrelevant. Und ein Zusammenhang zwischen salzarmer Kost und dem Rückgang von Herz-Kreislauf-Erkrankungen ist nicht belegt. Das US-amerikanische *Institute of Medicine* warnt vor einer zu strengen Kochsalzrestriktion, wie sie medizinische Fachgesellschaften fordern, weil die wissenschaftliche Beweislage unzureichend ist. Außerdem birgt die niedrige Salzzufuhr bei bestimmten Bevölkerungsgruppen eine Gefahr für die Gesundheit. Im Sommer 2014 beglückten im renommierten *New England Journal of Medicine* gleich drei Salz-Studien auf einmal die Ernährungswelt, und Anfang 2015 folgte eine weitere Studie im *JAMA* – unisono mit folgendem Fazit: Sowohl zu viel als auch zu wenig Salz kann das Risiko für Todesfälle und Herz-Kreislauf-Erkrankungen erhöhen. Und solange keine seriösen klinischen Studien vorliegen, sollte man den Menschen *nicht* empfehlen, weniger Salz zu verzehren. Ein interessantes Randergebnis dieser Studien war: Fast alle Menschen auf der Welt (99,2 %) essen zu viel Salz. Da drängt sich eher die Vermutung auf, dass die Richtwerte zur Salzzufuhr lebensfremd sind und mit der Wirklichkeit nichts zu tun haben. Genau in diese Richtung tendierte die Deutsche Gesellschaft für Endokrinologie in einer Pressemeldung anlässlich einer *JAMA*-Studie im August 2016: »Zu wenig Kochsalz erhöht das Risiko für Herz-Kreislauf-Krankheiten«. Und weiter im Text: »Bei Menschen ohne Bluthochdruck steigt das Risiko für Herzinfarkt und Schlaganfall nicht mit hohem Salzkonsum, sondern eher mit zu wenig Salz pro Tag.«

Um es klar zu sagen: Klarheit und gesichertes Wissen liefert nur eine randomisierte klinische Studie, in der drei Gruppen von Menschen mindestens zehn bis 15 Jahre lang medizinisch beobachtet werden – Viel-Salz-Esser, Normal-Salzer und Wenig-Salz-Konsumenten. Doch solche Studien bleiben Utopie. Es bleibt Unwissenheit.

Wissen sollte man aber, dass Salz lebenswichtig und essenziell ist. Unser Körper ist auf die Zufuhr von außen angewiesen. Nehmen wir dauerhaft zu wenig Salz zu uns, droht Lebensgefahr. Umgekehrt ist eine schwerwiegende Überdosierung kaum möglich. Erstens hindert uns unser Geschmack daran, extrem versalzene Kost zu essen. Und zweitens bekommen wir bei sehr salzhaltiger Kost stärkeren Durst, sodass wir mehr trinken und der Körper das überflüssige Salz ausspülen kann. Im Alter jedoch lagert der Körper mehr Salz in den Zellen ein, wenn wir genug davon verzehren. Das könnte Forschungen des Universitätsklinikums Erlangen zufolge vor Infektionen schützen. Aber nun genug von gesalzener Forschung.

## ZUCKERSÜßER PRÜGELKNABE
## VERBITTERTER IDEOLOGEN

Nun zum Zucker, der inzwischen als Verursacher für ein ganzes Krankheitsarsenal herhalten muss: Diabetes, Adipositas, ADHS, Krebs und süchtig wie Kokain soll er ja auch noch machen. Und jüngst erweiterte sich das Schadspektrum des »süßen Gifts« noch um weitere Krankheiten: »Zucker erhöht Gefahr für Herzerkrankungen«, war im Februar 2014 allerorten zu lesen. Basis dieser Angstmachermeldungen war wiederum eine Beobachtungsstudie, lanciert von der US-Gesundheitsbehörde CDC. Bemerkenswert daran ist, dass die gesamte Studie ein Paradebeispiel für zurechtgebogene Ernährungspropaganda darstellt. Der »Ernährungsunsinn des Monats« legte die Fakten offen: Zum einen blieb die Gretchenfrage zum Unterschied zwischen dem in Nahrungsmitteln natürlicherweise enthaltenen und dem zugesetzten Zucker, der hier für Herzkrankheiten verantwortlich gemacht wurde, unbeantwortet. Auf die Angabe des Gesamtzuckerverzehrs wurde gleich komplett verzichtet. Darüber hinaus offenbarte diese Studie eklatante Ungereimtheiten bei den herangezogenen Studiengruppen, bei der Auswertung der Mortalität, der Kommunikation von relativen statt absoluten Risiken sowie bei der Frage, ob hier nicht eher Süßstoffe statt Zucker die Gefahr darstellen. Außerdem ergab eine Detailanalyse der Originaldaten folgende Korrelationen: Zuckeressende Sportler sterben früher! Afroamerikaner leben mit Zucker länger!

## UNGESUNDE ERNÄHRUNG
## SCHÜTZT VOR ZUCKERTOD!

Lassen Sie sich das einmal auf der Zunge zergehen: Wenn man sich also die zahlreichen Tabellen und Grafiken der Originalstudie und vor allem des »Supplementary Online Content« zu Gemüte führt, springen einem die Ungereimtheiten förmlich ins Gesicht: Afroamerikaner leben umso länger, je mehr Zucker sie konsumieren. Wer sich »ungesund« ernährt, kann mehr Zucker konsumieren als Gesundesser, denn die sterben eher am »Zucker-induzierten Herztod«. Und besonders spannend: Zuckerliebhaber, die sich viel bewegen, haben ein doppelt so hohes Risiko (112 %), an Herz-Kreislauf-Erkrankungen zu sterben, wie Zuckeresser, die sich lieber in den Fernsehsessel lümmeln (54 %). Doch davon liest man im Studientext kein Wort. Und warum? Ganz einfach: Die Studienautoren haben hier bewusst Ergebnisse verschleiert, Daten massiert und getrickst, um die Redaktionen zu ihren gutgläubigen Handlangern zu machen, damit die Medien die derzeit populäre Zuckerangst in der Bevölkerung weiter schüren. In dem Fall muss man leider konstatieren: Ideologische Mission erfüllt.

Einen noch dreisteren Fall von »statistischer Bastelwut zur gezielten Desinformation« offenbart der Infokasten »Korrelation + Korrelation = Kausalität«. Hier wird einfach ungeniert eine »Wahrheit« al gusto zusammengeschustert, um ein Zucker-Angst-Konstrukt in der Bevölkerung aufrechtzuerhalten, für das keine Kausalevidenz vorliegt. Getreu dem Motto: »Was es nicht gibt, machen wir uns eben einfach selbst.« Sehr krass.

## ABSOLUT RELATIV –
## DAS WAHRSCHEINLICHKEITEN-WIRRWARR

Ein letztes Beispiel des »Ernährungsunsinns« hat nichts mit Salz und Zucker zu tun, sondern widmet sich der als »übergesund« hochgejubelten mediterranen Kost. Denn hier hat Anfang 2014 eine Studie für medialen Wirbel gesorgt, die sich durch eine ganz besondere »Doppelqualifikation« auszeichnete: Die Studien-PR hat es nicht nur zum »Ernährungsunsinn des Monats« gebracht, sondern sie wurde auch zur »Unstatistik des Monats« gekürt (eine Aufklärungsinitiative des Rheinisch-Westfälischen Instituts für Wirtschaftsforschung [RWI] e. V.). Die Studienautoren wollten der Öffentlichkeit doch allen Ernstes weismachen, dass Olivenöl Diabetes verhindere. Abgesehen von den üblichen Täuschungsmanövern von Beobachtungsstudien, die hier nicht zum Zuge kamen, haben die Ernährungsideologen noch einen weiteren Kommunikationstrick auf Lager, den sie bei dieser Studienauswertung aus der statistischen Zauberkiste gepackt haben: Statt der aussagekräftigen absoluten Wahrscheinlichkeit wird die wesentlich schwächere relative Wahrscheinlichkeit kommuniziert. Kurzum: Die Autoren mogelten sich mit einer beeindruckenden 30%igen relativen Reduktion des Diabetesrisikos durch Olivenöl in die Medien, dabei lag die absolute Risikoreduktion – und nur die ist therapeutisch relevant – bei mickrigen 1,9 %. Dieser absolut unbeeindruckende Relativwert hätte jedoch keinen einzigen Journalisten dazu bewegt, seinen Stift in die Hand zu nehmen, um daraus eine Schlagzeile zu machen. Die Tatsache, dass mit der WHO auch gerade *die* Institution mit der höchsten Glaubwürdigkeit von der relativen Wahrscheinlichkeit abhängt, um Aufmerksamkeit zu generieren, zeigt die ganze Hilflosigkeit der Gesundheitspropagandisten.

Bitter, aber wahr: Ohne Täuschungen, Schönrechnereien und statistische Taschenspielertricks würde es fast keine Ernährungsstudie in die Medien und damit ins Bewusstsein der Öffentlichkeit schaffen. Aber das Gute ist: Das wissen Sie ja jetzt. Übrigens: Die oben aufgeführte Olivenöl-Diabetes-Studie namens PREDIMED musste wegen »statistischer Ungereimtheiten« insbesondere hinsichtlich des wichtigsten Faktors der Randomisierung 2018 zurückgezogen und neu publiziert werden – das Paper sollte daher rein wissenschaftlich betrachtet nicht mehr als RCT (randomisierte kontrollierte Studie) bezeichnet werden. By the way: Die Studie zeigte keinen Vorteil beim härtesten aller Endpunkte, der Sterblichkeit …

### FAZIT

Weder »Zucker im Kaffee« noch »Salz in der Suppe« sind gefährlich für die Gesundheit, und zwar ganz im Gegensatz zu den ernährungsideologischen Warnrufen, die nur Angst schüren und gutgläubigen Bürgern den Genuss beim Essen vermiesen!

Für Detailinteressierte: Den Unterschied zwischen relativem und absolutem Risiko verdeutlicht die Grafik auf: https://www.eufic.org/en/understanding-science/article/absolute-vs.-relative-risk-infographic

**INFOKASTEN: KORRELATION + KORRELATION = KAUSALITÄT**

Obgleich Diabetes im Volksmund gern als »Zuckerkrankheit« bezeichnet wird, steht der »honigsüße Durchfluss« (so die Übersetzung von »Diabetes mellitus«) mit dem Verzehr von Zucker in keinerlei Kausalzusammenhang. Dass Zucker Diabetes auslöst, dafür fehlt jegliche wissenschaftliche Evidenz. Doch getreu dem Motto »Es kann nicht sein, was nicht sein darf« muss in Zeiten des omnipräsenten Zucker-Bashings irgendein Schnellschuss-Paper her, mit dem die Ernährungsapostel den diabetesauslösenden Effekt von Zucker belegen können. »Nichts leichter als das«, dachten sich die Experten der Deutschen Diabetes Gesellschaft (DDG), »wenn es das bis dato nicht gibt, dann basteln wir das eben selbst und dann können wir uns immer schön auf unser eigenes Paper als Quelle berufen.« Gesagt, getan und selbst gemacht »schmeckt immer am besten«: So erschien im »Deutschen Gesundheitsbericht Diabetes 2017« der DDG die Publikation mit dem boulevardesken Titel »Zuckerkonsum, Übergewicht, Typ-2-Diabetes: Die Beweise für eine kausale Beziehung sind erdrückend!«. Wissenschaftlich-objektiv muss man hingegen klar konstatieren: Der Inhalt ist erschreckend evidenzfrei!

### AB ANS EINGEMACHTE – WAS STEHT DRIN?

Die »erdrückenden Beweise für eine kausale Beziehung zwischen Zuckerkonsum und Diabetes Typ 2« gestalten sich, kurz gefasst, als zweistufige »Hätten-wir-gerne-Logik«:

1. Die DDG stellt fest: Es liegen Korrelationen vor, die einen positiven Zusammenhang zwischen Zuckerkonsum und Übergewicht zeigen. Daraus wird – Simsalabim – einfach eine Kausalität abgeleitet.

2.  Da Übergewicht ein Risikofaktor für Diabetes Typ 2 ist, wird Zucker – gerade frisch selbst kreiert – als »kausaler Auslöser« von Übergewicht einem kausalen Auslöser für Diabetes Typ 2 gleichgesetzt.

Damit werden essenzielle Richtlinien der wissenschaftlichen Interpretation von Erkenntnissen schlichtweg über den Haufen geworfen. Es wird einfach eine Ebene (!) statistischer Zusammenhänge »übersprungen«. Oder anders, die DDG-Logik lautet: **Korrelation + Korrelation = Kausalität.**

Ein Beleg, dass Zucker auf physiologischer Ebene Diabetes Typ 2 fördert oder gar auslöst, existiert nicht. Es existieren bislang auch keine Interventionsstudien, also hochwertige Untersuchungen wie RCTs (randomisierte klinische Studien), zur Wirkung der derzeit extrem verteufelten zuckerhaltigen Getränke (Softdrinks) auf den Endpunkt Typ-2-Diabetes. Epidemiologische Studien konnten bisher keinen unmittelbaren Zusammenhang zwischen einem übermäßigen Konsum von Zucker und Diabetes Typ 2 nachweisen.

Im Prinzip ist die DDG'sche Ko+Ko=Kau-Logik auf alle erdenklichen positiven Korrelationen mit Übergewicht »anwendbar«: Diese Risikofaktoren können dann »automatisch« zu Risikofaktoren für alle potenziellen Folgekrankheiten von Übergewicht »upgegradet« werden. Als fiktives Ad-hoc-Beispiel: Menschen, die mehr Süßstoffe zu sich nehmen, sind häufiger übergewichtig. Übergewicht ist ein Risikofaktor für Diabetes. Ergo à la DDG-Logik: **Süßstoffe »verursachen« Diabetes Typ 2.**

Hinzu kommt: Die Tatsache, dass zahlreiche negative Korrelationen zwischen Zuckerkonsum (Süßigkeiten, Softdrinks, Schokolade [= 50 % Zucker!]) und BMI vorliegen, wird einfach ignoriert. Genauso der Fakt, dass die relativen Risiken aus

Ernährungsstudien mit schwachbrüstigen Werten von 1,XX alles andere als stark und belastbar sind. Zum Vergleich kurz gefasst die Korrelation »Rauchen und Lungenkrebs«: Hier liegen die relativen Risiken bei 15–20, und das stets mit Dosis-Wirkungs-Beziehung, die bei Ernährungsstudien in der Regel fehlt (stattdessen U- und J-Form, d. h., wer wenig oder viel eines Lebensmittels isst, hat ein hohes Risiko).

### ADIPOSITAS-LEITLINIE: EVIDENZGRAD 0 (NULL)

Noch spannender wird es, wenn man sich die »Evidenzbasierte Leitlinie Prävention und Therapie der Adipositas« anschaut:

Dort werden unter »Ursachen der Adipositas« weder Zucker noch Kohlenhydrate explizit aufgeführt. Des Weiteren teilt die Leitlinie mit: »Der Verzehr großer Mengen zuckerhaltiger Getränke kann eine Gewichtszunahme, Übergewicht und Adipositas begünstigen.« Ergo: viel & kann. Was konkret heißt »viel«? Das weiß natürlich niemand ... Hinzu kommt die Feststellung in der Leitlinie: Die »Reduktion von Fett und Zucker« ist eine der Adipositas-Therapie-Empfehlungen mit Evidenzgrad 0 (kann). Wo die DDG bei der Gewichtsklasse unter Adipositas (also Übergewicht) bereits von Kausalitäten fabuliert, steht in den Leitlinien selbst für Fettleibigkeit nur eine schwache Kann-Evidenz! So unterschiedlich können Sichtweisen medizinischer Fachgesellschaften sein.

### NEUE GROSSSTUDIE: KEIN ZUSAMMENHANG ZWISCHEN ZUCKER UND DIABETES!

Sehr lesenswert ist in diesem Kontext eine aktuelle unabhängige (nicht Industrie-finanzierte) Großstudie, die ganz klar konstatiert: Es konnte kein Zusammenhang zwischen dem Konsum diverser Zuckerarten und Diabetes beobachtet werden. Dieser systematische Review kam in der Metaanalyse von 15 Studien mit mehr als 250.000 Probanden zum Ergebnis: »Es kann keine Beziehung zwischen dem Verzehr von Saccharose (normaler Haushaltszucker), Fruktose (Fruchtzucker) und Gesamtzuckerverzehr mit dem Auftreten von Diabetes Typ 2 gefunden werden.« Für Haushaltszucker wurde sogar eine »inverse Korrelation« errechnet: höherer Konsum = niedrigeres Risiko. Des Weiteren bemängeln die Autoren das Fehlen einheitlicher Studien sowie die Limitierungen vorliegender Literatur (u. a. Confounder, keine Kausalitäten) in diesem Bereich und stellen fest: »Zucker allein kann den beobachteten Zusammenhang zwischen Softdrinkkonsum und Diabetes Typ 2 **nicht** erklären. Weitere Forschung ist erforderlich.«

*(Quelle: Relation of total sugars, fructose and sucrose with incident type 2 diabetes: a systematic review and meta-analysis of prospective cohort studies. CMAJ. 2017 May 23;189(20).)*

Die Rolle des Zuckers sehen auch zahlreiche deutsche Wissenschaftler als ungeklärt an:

Prof. Matthias Schulze, Deutsches Institut für Ernährungsforschung, kommt nach der Auswertung zahlreicher Studien zu dem Ergebnis:

*»Es gibt keinen direkten Zusammenhang zwischen Zuckerkonsum und Erkrankungsrisiko« (Pharmazeutische Zeitung, 2018).*

Prof. Andreas Pfeiffer, Deutsches Institut für Ernährungsforschung (DIfE):

*»Es ist unglaublich schwierig nachzuweisen, dass Glukose oder auch Fruktose dem Körper direkt einen gesundheitlichen Schaden zufügen, ohne dass man dabei einen Kalorienexzess voraussetzt. Kontrollierte Studien liefern dafür bisher keine ausreichende Evidenz« (Deutsches Ärzteblatt, 2018).*

Prof. Bernhard Watzl, Max Rubner-Institut, stellt klar:

*»Der Zucker an sich ist nicht das Problem, der ist nicht ungesund« (bento/SPIEGEL, 2017).*

Prof. Hans Hauner, Direktor Ernährungsmedizin, Klinikum rechts der Isar:

*»Studien zu Zucker sind schwierig. Er wird ja nicht isoliert gegessen. Wir können beispielsweise keinen klaren Zusammenhang zwischen Zuckerkonsum und Fettleibigkeit herstellen. Zucker ist auch nicht toxisch.« Laut Studienlage lassen sich zuckergesüßte Lebensmittel auch nicht für Typ-2-Diabetes, Fettstoffwechselstörungen oder Bluthochdruck verantwortlich machen (Neue Apotheken Illustrierte, Januar 2019).*

Prof. Johannes Georg Wechsler, Präsident des Bundesverbands Deutscher Ernährungsmediziner (BDEM):

*»Zucker per se ist nicht schlecht – er ist ein wichtiger Energielieferant.« (dpa, Mai 2019)*

Dr. Michael Roden, Vorstand des Deutschen Diabetes-Zentrums (DDZ), lehnt die »selektive Steuer auf ein Produkt« ab und erklärt:

*»Die Datenlage für eine Zuckersteuer ist nicht gerade überzeugend« (Deutsche Apotheker Zeitung, 2017).*

Des Weiteren erklärte Prof. Susan Jebb, Universität Oxford, die mehr als zehn Jahre Chefberaterin unterschiedlicher britischer Regierungen zu Ernährung und Übergewicht war, im November 2018 dem *Tagesspiegel*: »Ob eine Zuckersteuer (auf Softdrinks) zu weniger Übergewicht führt, ich glaube, wir werden nicht in der Lage sein, das zu messen«.

Den krönend kuriosen Abschluss dieses Kapitels liefert Prof. Baptist Gallwitz, Ex-Präsident der DDG, der auf die Frage der *Augsburger Allgemeinen* »Macht viel Zucker wirklich zuckerkrank?« Mitte 2017 die klare Antwort gab: »Das stimmt so sicher nicht.« Das steht im fantasievollen Märchenpaper »seiner DDG« jedoch ganz anders ...

## 10 % ZUCKER MAXIMAL – PLUS ...

Konkrete Vorgaben macht seit Dezember 2018 die Allianz aus DDG, DGE und DAG (Deutsche Adipositas- Gesellschaft). In ihrem Konsenspapier zur »Quantitativen Empfehlung zur Zuckerzufuhr in Deutschland« sprechen sich die drei Fachverbände für eine maximale Zufuhr »freier Zucker« von weniger als 10 % der Gesamtenergiezufuhr aus. Bei einer Aufnahme von 2.500 kcal/Tag entspricht diese Empfehlung also einer Obergrenze von 250 kcal oder circa 62,5 Gramm freien Zuckern/Tag – plus so viel »leberböse« Fruktose in Obst sowie Laktose in Milch(produkten), wie man will! Kein Witz, denn: Die letzten beiden Zuckerquellen werden nicht in die tägliche Bilanz eingepreist. Unabhängig davon, dass solche »Obergrenzen« hanebüchener und völlig untauglicher Alltagsnonsens sind (wer rechnet schon jeden Tag aufs Neue nach, wie viel Zucker »noch geht«?), ist dieser Wert nicht mehr als frei erfunden und vollumfänglich evidenzbefreit. Für die Willkür hinter der avisierten Bevormundung spricht auch, dass in keiner Weise nachvollziehbar ist, warum Obst-Frucht- und Milchzucker nicht dazuzählen sollen. Wer beispielsweise am Tag ein 0,3-Liter-Glas Milch trinkt und 100 Gramm Trauben isst, der hat 60 kcal Milchzucker plus 60 kcal Fruchtzucker konsumiert. Das wäre dann fast schon 50 % des maximal erlaubten Limits – zählt aber nicht. Warum? Weil Obst und Milch als »gesund« positioniert sind. Klingt absurd? Ist es auch, denn sowohl unserem Körper ist es egal, woher der Zucker kommt, als auch dem Zucker selbst. Aber immerhin muss man konstatieren: Die Triple-Zuckerrestriktionsallianz hat ganz schön »großzügig« kalkuliert für das »Teufelszeug Zucker« ... denn bei 2.500 kcal/Tag sind sensationelle 600 Milliliter Cola erlaubt, also fast zwei Dosen des »hochgefährlichen« Softdrinks, oder mehr als eine ganze 100-Gramm-Tafel Schokolade. Sinn und Relevanz ergibt das alles nicht – aber es zeigt deutlich, dass in diesem Feld mehr eminenz- als evidenzbasierte Forderungen aufgestellt werden. Wichtig ist, wer dem »Volk den Weg weist« und bestimmt, was auf den Teller und in den Mund kommt. Mehr als öffentliche Machtspielereien sind das nicht.

# 15

## MACHEN DICK & KRANK: DIÄTEN

Inzwischen sollte es eigentlich jede(r) wissen: Diäten machen nicht schlank, sondern langfristig eher dicker. Denn Abspeckkuren führen dazu, dass unser Körper seinen Energiehaushalt auf Sparflamme schaltet und sich nach der Diät die verlorenen Kilos wieder zurückholt – plus Sicherheitszuschlag, um gegen die kommende »Hungersnot« gewappnet zu sein. Das ist der bekannte Jo-Jo-Effekt. Diese Erkenntnisse sind längst kein konspiratives Geheimwissen mehr, sondern wissenschaftlicher Konsens, der immer wieder in der Öffentlichkeit betont wird.

So hat Ende 2012 eine Umfrage der Gesellschaft für Konsumforschung (GfK) bestätigt, was die Wissenschaft weiß, die Diätindustrie aber gern verschweigt: 73 % der diäterprobten Frauen waren nur ein Jahr nach der Diät entweder schwerer oder genauso schwer wie vor der Hungerkur. Diese repräsentative Frauenbefragung stützt die Erkenntnis zahlreicher internationaler und deutscher Wissenschaftler. Beispielsweise konstatierten die beiden Schweizer Ernährungswissenschaftler Dulloo und Montani der Universität Fribourg in der *Süddeutschen Zeitung* im November 2016: »Nach spätestens einem Jahr hat man ein bis zwei Drittel des ursprünglich verlorenen Gewichts wieder auf den Rippen, nach fünf Jahren den Rest.« Ein Drittel der Menschen, die abnehmen wollen, treffe es besonders schwer: Sie wiegen hinterher sogar mehr als zu Beginn ihrer Diät.

Dem entspricht die Feststellung des ehemaligen Präsidenten der Deutschen Gesellschaft für Ernährung (DGE), Prof. Helmut Heseker: »*Wir wissen, dass 80 bis 90 Prozent aller Gewichtsreduktionsprogramme keinen Erfolg bringen.*« Ganz im Gegenteil: »Oft sind die Teilnehmer am Ende sogar schwerer als vorher«, erklärte Heseker bereits Anfang 2012 der *Welt*. Und Prof. Andreas Pfeiffer von der Charité in Berlin und dem Deutschen Institut für Ernährungsforschung (DIfE) bekräftigte diese Erkenntnis 2013 im *Focus*: »*90 Prozent nehmen nach Ende der Diät wieder zu.*«

Noch weitaus krassere Ergebnisse lieferte eine große Übersichtsstudie Mitte 2015 im *American Journal of Public Health*: Die Forscher analysierten die Daten von 77.000 fettleibigen Frauen und 100.000 adipösen Männern, die mittels diverser Abnehmprogramme Gewicht reduzieren wollten. Ein paar Jahre nach der Diät sah die Erfolgsbilanz mehr als dürftig aus: **Nur 0,8 % der Frauen erreichten Normalgewicht; bei den Männern lag die Quote gar unter einem halben Prozent (0,47 %). Auch diese Autoren schlussfolgern, dass gängige Abnehmprogramme und Diäten unwirksam sind.**

Interessant sind in diesem Kontext die Klarstellungen von Forschern in einem »Scientific Statement« aus 2017 im Fachmagazin *Endocrine Reviews* zur Entwicklung von Fettleibigkeit: »Durch Diäten reduziertes Körpergewicht – niedriger als das biologisch verteidigte Level – führt zu verstärktem Hungergefühl und erzeugt den ›**perfekten Stoffwechselsturm‹, damit der Körper sein biologisches Wunschgewicht zurückgewinnen kann** … Dies sollte sowohl von Patienten als auch Ärzten als körperlich normale Reaktion auf Diäten erwartet werden.«

Ergo: Ob 5 : 2, 6 : 1 (fünf/sechs Tage essen, zwei/einen Tag/-e fasten), Schlank im Schlaf, Steinzeitdiät, Low Carb, No Carb oder wie auch immer sie alle heißen – für alle Trends gilt das Gleiche: Keine Diät macht langfristig schlank, weil kaum jemand die reduzierte Kost lebenslang durchhält. Nach der Diät wird wieder normal gegessen und das Urgewicht kommt zurück. Doch dabei werden die Ex-Diätler nicht nur wieder schwerer, sondern meistens auch fetter – denn während der Diät baut der Körper auch Muskelmasse ab, bei der Jo-Jo-Kilo-Rückholaktion hingegen wird meist nur Fett eingelagert. Dabei ist es einer 2014er-Studie im Fachmagazin *Lancet* zufolge egal, ob man in 36 Wochen langsam abgenommen oder in zwölf Turbo-Wochen die gleiche Anzahl Kilos abgespeckt hat: Das Gros der Kilos kommt bei allen Ex-Diätlern mit »fettem Sicherheitsaufschlag« zurück, wie kurz danach eine Übersichtsarbeit der University of Montreal zeigen konnte, die Atkins, South Beach, Weight Watchers und weitere kommerzielle Diäten verglich: Der überschaubare Gewichtsverlust im Diätjahr war vergleichbar, aber nach zwei Jahren wogen die Studienteilnehmer entweder genauso viel wie vorher oder waren sogar schwerer. Ende 2014 komplettierte eine weitere

Übersichtsstudie im medizinischen Fachmedium *Circulation* diese Erkenntnisse: Egal ob kohlenhydratarm, wenig Fett oder Eiweiß – Diäten helfen Dicken nicht beim langfristigen Abnehmen.

## TAUSEND DIÄTEN – EIN WIRKPRINZIP

Fakt ist: Alle Diäten wirken über ein und dasselbe Prinzip: die negative Energiebilanz, also weniger Kalorien aufzunehmen, als zu verbrauchen. Das zwingt den Körper an die Reserven, damit er seinen Stoffwechsel aufrechterhalten kann. Zahlreiche Wissenschaftler betonen immer wieder, dass die Art der Diät völlig egal ist. Und genau das hat Mitte 2014 die Deutsche Adipositas-Gesellschaft in ihren Leitlinien nochmals klargestellt: »Bei einer Diät spielt die Zusammensetzung aus Kohlenhydraten, Fett und Eiweiß kaum eine Rolle, **entscheidend ist nur die Gesamtkalorienzahl.**« Mit welcher Methode der Energiemangel zustande komme, sei unerheblich. Zu einem vergleichbaren Fazit kam kurz danach eine der bis dato größten Analysen, publiziert im weltweit renommierten Medizinjournal *JAMA*: Die Auswertung von etwa 50 Studien ergab keinen Unterschied zwischen unterschiedlichen Diätformen.

Die negative Energiebilanz ist also das Geheimnis jeder noch so geheimnisvollen Diät. Das bedeutet im Umkehrschluss: Die pseudowissenschaftlichen Storys rund um die jeweiligen Trenddiäten sind nicht mehr als verkaufsfördernde Fantasien findiger Verkaufsgenies. »5 Tage schlemmen, 2 Tage fasten«, »abends keine Kohlenhydrate«, »vegan essen«, »HCG-Hormone spritzen«, »Gen- und Bluttests machen« – egal was abnehmwilligen Frauen (fast 90 % der Diätler sind weiblich) aufgetischt wird: Jedes Jahr aufs Neue wird mit der neuen Trenddiät mit den Hoffnungen vieler enttäuschter Frauen gespielt, die schon x Diäten ausprobiert haben – stets erfolglos.

## VERSAGEN ALS GESCHÄFTSMODELL

Um es noch einmal klar zu sagen: Es gibt keine Diät, die dauerhaft schlank macht. Und das ist nachvollziehbar, denn sonst gäbe es nicht alle Jahre wieder einen neuen Diät-Hype. Das wiederum freut die Diätindustrie, übrigens der einzige Wirtschaftszweig, der Milliarden umsetzt, weil seine Produkte **nicht** wirken; weil sie **nicht** halten, was sie versprechen. Aber genau mit diesem paradoxen Geschäftsmodell erhält sich die Abspeckbranche ihre – im doppelten Sinne – wachsende Zielgruppe. »Würde das Produkt funktionieren, es wäre damit kein Geschäft zu machen«, offenbarte der ehemalige Finanzdirektor von Weight Watchers in der BBC-Dokumentation »Die Schlankmacher« von 2014. In diesem sehenswerten TV-Zweiteiler werden auch andere Diät-Anbieter interviewt, die dabei freimütig einräumen: Natürlich funktioniere das nicht so leicht mit dem Abnehmen, aber das sei ja gerade das Tolle – aus ihrer Sicht.

Die Ursache dafür liegt übrigens in unserem Erbgut: Forschungen deuten darauf hin, dass unser Körpergewicht zu 70–80 % von unseren Genen bestimmt wird. Dementsprechend gaben US-Forscher des Columbia University Medical Centers in New York im Februar 2015 in einer *Lancet*-Studie bekannt: Adipositas (Fettleibigkeit) ist nicht mit diätetischer Kalorienreduktion zu behandeln, denn die Biologie des Körpers holt sich anschließend ihr natürliches Gewicht zurück.

So haben Ende 2017 Forscher der Norwegischen Universität für Wissenschaft und Technik in ihrer Publikation im *American Journal of Physiology, Endocrinology and Metabolism* erneut bestätigt: Ein zentraler Regulator des Jo-Jo-Effekts ist, dass der Körper nach erfolgreicher Zwangsgewichtsreduktion verstärkt das Hungerhormon »Ghrelin« ausschüttet. Die Hungergefühle der Probanden waren sowohl nach einem als auch noch zwei Jahre nach der Diät deutlich stärker als zu Beginn. Fazit der Forscher: Wer signifikant Gewicht verliert, muss sich über Jahre hinweg auf verstärkte Hungergefühle einstellen. Und das höchstwahrscheinlich so lange, bis sich das Erbgut (die Gene) das »Urgewicht seines Körpers« wieder zurückgeholt hat.

Dem entspricht Prof. Matthias Blüher, Leiter der AdipositasAmbulanz für Erwachsene, Leipziger Universitätsmedizin, und Präsident der Deutschen Adipositas-Gesellschaft, der auf die Frage »Sind übergewichtige und adipöse Menschen selbst schuld an ihrem Übergewicht?« im August 2018 klarstellte: »Nein, das stimmt nicht. Wir wissen heute zum Beispiel, dass **genetische Faktoren eine ganz große Rolle** bei der Ausprägung von Übergewicht und Adipositas spielen. Auch hormonelle Aspekte und unser gesellschaftliches Umfeld bedingen die Entstehung von Übergewicht. All diese Faktoren kann der Einzelne nicht aktiv beeinflussen.«

Des Weiteren stellte Blüher im Januar 2019 in einem Interview mit der *Freien Presse* klar: »Zudem versucht unser Körper, sein erreichtes Höchstgewicht zu erhalten. Er verteidigt es vehement … Das heißt für den Körper, seinen Grundumsatz und Energieverbrauch so weit herunterzufahren, dass er sein Gewicht auch mit der wenigen Nahrung verteidigen kann … Leider muss man sagen, dass Abnehmkonzepte, die nur darauf basieren, weniger zu essen und sich mehr zu bewegen, langfristig versagt haben, weil der Körper sein Ausgangsgewicht wieder verteidigt. Manche meiner Patienten halten Diät und nehmen dabei zu. Diese Gewichtszunahme ist wissenschaftlich noch nicht verstanden. Wir können es nicht erklären. Wie der Körper die aufgenommenen Kalorien ausschöpft und den Grundumsatz reguliert, kann der Mensch nicht bewusst steuern.«

Diäten sind eine Frauenfalle, die gleich mehrfach zuschlägt: Sie machen das Gros der Frauen nicht schlanker, sondern langfristig dicker, sodass sie in einen Teufelskreis geraten und immer wieder neue Diäten ausprobieren. Dabei verlieren die Diätler viel Geld für Bücher, Spezialkost, Abnehmpulver, Kursgebühren und mehr. Und das ist noch nicht alles …

## ADIPOSITAS UND ESSSTÖRUNGEN

Diäten gelten als »Einstiegsdroge« in Fettsucht und Essstörungen. Warum ist das so? Ein erster Grund ist, dass viele Frauen aufgrund des Jo-Jo-Effekts immer dicker werden. Und der permanente Kampf gegen die eigenen Körpergefühle und Essgelüste kann zu Essstörungen führen. Verstärkt wird diese Negativspirale durch das Gefühl des Versagens – man hat den Kampf gegen den eigenen Körper verloren, man muss eine schwere Niederlage verkraften. Und das muss man nicht nur sich selbst, sondern auch noch vor der Familie, den Freunden und den Arbeitskollegen öffentlich eingestehen. All das macht keine Freude, sondern schürt tiefsitzenden Frust, der chronisch werden kann. Paradoxerweise scheint auch ein Abnehmerfolg negative Folgen zu haben, so lauten zumindest die

Ergebnisse einer Studie des *University Colleges of London* aus dem Jahr 2014: Dicke, die erfolgreich abgespeckt habe, leiden vermehrt unter depressiven Störungen. Hier würde sich die elektrisierende Diät-Erfindung der Universität zu Lübeck aus dem August 2014 anbieten, um zwei Fliegen mit einer Klappe zu schlagen: Die elektrische Stimulation des Gehirns durch den Schädel (transkraniell) »reduziert Appetit und Nahrungsaufnahme ganz ohne Diät – und diese nicht-invasive Methode wird bereits begleitend zur Behandlung von psychiatrischen Erkrankungen eingesetzt«.

Summa summarum darf die Empfehlung demnach nur lauten: Finger weg von Diäten! Ein diätfreies Leben könnte nicht nur gut für die seelische und körperliche Gesundheit sein, es festigt auch die sexuellen und sozialen Beziehungen – zumindest wenn man neueren Forschungen glauben mag ...

## SEX, AGGROS UND SEITENSPRÜNGE

Eine britische Studie ergab, dass man (rein statistisch) für drei verlorene Kilos einen Freund verliert. Der Grund sei Eifersucht auf den Diäterfolg – wie gut, dass der nicht lange anhält. Hoffentlich kommen aber nicht nur die Kilos, sondern auch die Freunde zurück. Doch nicht nur im Freundeskreis kann es knirschen, wenn die Kilos purzeln, auch und besonders Stress mit dem eigenen Partner ist angesagt: So teilte die Ohio State University mit, dass hungrige Paare aggressiver miteinander diskutieren (das kennt sicher jeder aus eigener Erfahrung, der schon mal mit Megahunger nervenaufreibende Gespräche geführt hat). Und die University of Texas warnte davor, dass Abnehmversuche eines Partners die Beziehung gefährden können, weil der Diätler entweder missioniert oder der Partner die Diät sabotiert. Beides ist Gift für ein harmonisches Miteinander.

Andererseits sorgt das sogenannte »Kuschelhormon« Oxytocin bei knutschenden und sich liebkosenden Paaren dafür, dass man weniger isst (Universität Yale). Vielleicht vermeidet man beim Küssen den generellen Wunsch nach einer Diät, was wiederum einer glücklichen Beziehung förderlich wäre: Denn Daten der US-amerikanischen Monmouth University zufolge neigen Frauen während einer Diät eher zu Seitensprüngen (der Energiemangel schwäche die Willenskraft, sodass sie den Avancen der Männer schneller erliegen). Bleiben Mann und Frau hingegen der Ehe treu und glücklich verheiratet, so steigt die Wahrscheinlichkeit, dass beide mit den Jahren immer dicker werden (Southern Methodist University in Dallas). Dieser Effekt jedoch könnte konterkariert werden, solange die Frau fruchtbar bleibt, denn gemäß Forschungen des Max-Planck-Instituts kann Fruchtbarkeit schlank halten. Vielleicht sollten sich Paare also besser der Fortpflanzung widmen, denn Sex macht nicht nur glücklich, sondern verbrennt auch Kalorien. Laut einer Studie der University of Quebec verbrennen manche Männer beim Sex sogar mehr Kalorien als beim Sport. Und wenn Mann gar noch Sildenafil, den Wirkstoff in Viagra, einnimmt, kurbelt er deutschen Forschungen zufolge möglicherweise die Umwandlung von weißen in braune Fettzellen an. Braunes Fett? Das sind die »guten« Fettschichten, die überflüssige Energie im wahrsten Sinne in heiße Luft auflösen und daher als »Abnehmhelfer« im Forscherfokus stehen. Je mehr solche Zellen ein Mensch hat, desto mehr Nahrungsenergie kann einfach zu Wärme verbrannt werden, anstatt auf den Hüften zu landen. Dazu liegen zahlreiche aktuelle Forschungsergebnisse vor, da die Wissenschaftler hier ein vielversprechendes neues »Therapie-Target« sehen: »Braune Fettzellen zum Abnehmen. Wissenschaftler vom Max-Planck-Institut für Stoffwechselforschung in Köln, der Medizinischen Universität in Wien und der Syddansk Universität in Odense, Dänemark forschen an der Funktion und Regulation brauner Fettzellen, da diese sehr viel Kalorien verbrennen und somit als körpereigene Zellen bestens für Therapiemöglichkeiten zur Gewichtsreduktion in Frage kommen. Eine Aktivierung der braunen Fettzellen stellt eine neuartige Möglichkeit dar, um abzunehmen«, so der hoffnungsfrohe Forschertenor einer Pressemeldung aus dem September 2018. Aber das »Braune« ist ein eigenes, hochkomplexes Thema für sich. Genauso wie die Frage »Macht die Ehe fett?« ...

## ZUSAMMENZIEHEN – ZUSAMMEN ZUNEHMEN

Neben Sex, braunem Fett und allerlei weiteren Faktoren hat die Forschungskooperation aus Max-Planck-Institut für Bildungsforschung, Universität Mannheim, Universität Leipzig und Deutschem Institut für Wirtschaftsforschung im Oktober 2018 folgende Studienergebnisse veröffentlicht: »Paare haben ein höheres Körpergewicht als Singles – ganz gleich, ob mit oder ohne Trauschein. Anders als bisher oft vermutet, ist es aber weniger die Eheschließung als vielmehr das erste **Zusammenziehen**, das zu einer Gewichtszunahme führt. So nehmen Paare nach dem Zusammenziehen etwa doppelt so viel zu wie Paare in den ersten vier Ehejahren ... Das heißt, dass diese Gewichtszunahme vor allem mit der Beziehungsveränderung zusammenhängt. Denn eine Änderung des Beziehungsstatus bedeutet oft auch eine Änderung der alltäglichen Essgewohnheiten – zum Beispiel gemeinsames Frühstücken, das allein vielleicht nicht stattgefunden hätte oder bescheidener ausgefallen wäre. In **Gesellschaft isst man in der Regel mehr** und nimmt somit mehr Kalorien zu sich ... Trennen sich Paare, so sinkt der Body-Mass-Index bei Frauen und Männern hingegen wieder weitestgehend auf den Wert vor dem Zusammenziehen.« Resultiert daraus vielleicht das neue Adipositaspräventionsprogramm »Allein wohnen – zusammen leben«? Auch keine wirklich attraktive und beziehungsfördernde Schlanklösung ... Widmen wir uns daher zum Abschluss lieber noch einer interessanten »Spezial-Diät«.

## KOT CONTRA KILOS

Die Tatsache, dass die Zusammensetzung der etwa 100 Billionen Bakterien im Darm (früher »Darmflora«, heute: Mikrobiota oder Mikrobiom) in Zusammenhang mit unserem Körpergewicht steht, ist mittlerweile unumstritten. Kurz gefasst: Mikrobiom A lebt vorwiegend im Darm schlanker Menschen, Bakterienvolk B tummelt sich in den Gedärmen Dicker. Nun raten Sie mal, auf welche Idee die Forscher gekommen sind?

Die Darmmikroben der Dünnen werden mittels Stuhltransplantation auf die Dicken übertragen, und dann helfen die vielen Millionen kleinen Helferlein ganz von allein beim Abspecken. »Fremder Kot macht schlank«, betitelte die *Ärzte Zeitung* ihren Artikel anlässlich einer Studie der Washington University, die Mäuse mittels Fäkaltransfer gezielt dick oder schlank machte. Ein halbes Jahr und weitere Studien später resümierte die *Deutsche Gesellschaft für Mukosale Immunologie und Mikribiom e. V.*: »Es ist offensichtlich, dass die Stuhltransplantation, welche in letzter Zeit immer mehr in den Fokus von Wissenschaftlern geraten ist, eine neue Möglichkeit in der Adipositastherapie sein könnte.« Auch wenn diesem Ansatz schon jetzt ein Platz in den Annalen der Adipositas-Forschung gebührt, sicher ist auch: Egal welche Erfolge diese Methode noch liefern wird, auf den Titelblättern von Bild der Frau, Elle, Lisa oder Laura wird man niemals lesen: »Die neue Trenddiät – Abnehmen mit Schlankstuhl!« Obwohl unter diesem Betrachtungswinkel das verlogene Credo der Diätblender wahr würde: aus Scheiße Geld machen.

## MIKROBIOM-ANALYSE: »TEUER UND SINNLOS!«

In diesem Zusammenhang ist die klare Positionierung der Deutschen Gesellschaft für Gastroenterologie, Verdauungs- und Stoffwechselkrankheiten (DGVS) begrüßenswert: Die Magen-Darm-Fachärzte raten unmissverständlich davon ab, Stuhltests zur Untersuchung des Mikrobioms zu nutzen. Diesen fehle derzeit die wissenschaftliche Grundlage. »Die Mikrobiom-Forschung steht noch relativ am Anfang: Welche Korrelationen bestehen und wie sie sich im Einzelfall auswirken, ist derzeit noch nicht ausreichend bekannt. Darüber hinaus liefert die Analytik auch noch keine konsistenten Ergebnisse, die zwischen verschiedenen Laboren vergleichbar wären«, erklärt Prof. Stefan Schreiber, Direktor der Klinik für Innere Medizin I des Kieler Universitätsklinikums. Dessen ungeachtet bieten einige Hersteller und Labore Untersuchungen von Stuhlproben zur »Analyse« der Darmflora an und leiten aus den Ergebnissen Ernährungs- und Handlungsempfehlungen ab. Zu diesen Stuhltests zur Analyse des Darm-Mikrobioms haben die Mediziner der Fachgesellschaft DGVS im August 2018 eine klare Meinung: »Teuer und sinnlos!« Also alles für'n Arsch.

Wenn sich beim Lesen der vorherigen Zeilen »aus den Tiefen des charmigen Darms« gerade eine Gefühlsmelange breitmacht, die geprägt ist von Ungläubigkeit, Schmunzeln und Angewidertheit – keine Sorge, wir sind jetzt beim Fazit angelangt und das erfordert einen klaren Kopf für klare Worte.

**FAZIT**

Diäten sind doppelt und dreifach »böse«! Denn sie machen den Körper dicker, die Geldbörse schmaler und die Psyche krank. Halten Sie sich von Diäten fern!

Interessant ist in diesem Kontext auch folgender Konsens in der ärztlichen S3-Leitlinie »Chirurgie der Adipositas und metabolischer Erkrankungen« aus dem Februar 2018: »Die Ergebnisse der Ernährungs-, Bewegungs- und Pharmakotherapie zeigen, dass die Therapieziele gemäß der aktuellen DAG-Leitlinie (Gewichtsreduktion >5% bei BMI 25-35 kg/m² und >10% bei BMI >35 kg/m²) im Regelfall *nicht* erreicht werden.«

Das gilt im Übrigen auch für die weit verbreiteten Formula-/Diätdrinks – die Abnehmshakes sind nicht nur dickflüssig, sondern gemäß ÖKO-TEST vom Januar 2019 »schlicht überflüssig«.

PS: Gemäß einer aktuellen Studie aus dem März 2019, publiziert im *International Journal of Epidemiology (Oxford Academic)*, sind Cannabis-Konsumenten dünner – der Genuss des »Rau(s)chkrauts« korreliert invers mit dem BMI (also je höher der Konsum, desto niedriger der BMI). Des Weiteren titelte der *Stern Online* im Mai 2019 mit folgender Studienerkenntnis: »Warum Weinen uns tatsächlich beim Abnehmen helfen kann.« Zu guter Letzt werden die Landbürger immer dicker: »Menschen, die auf dem Land leben, sind

stärker von Übergewicht betroffen als die Stadtbevölke-
rung, so das Ergebnis der großen internationalen BMI-Stu-
die, die im Mai 2019 im renommierten Wissenschaftsma-
gazin *Nature* veröffentlicht wurde. Unter Federführung des
Imperial College London waren weltweit über 1.000 Wissenschaftler*innen beteiligt, die insgesamt anhand der
Daten von mehr als 112 Millionen Erwachsenen die weltwei-
te Entwicklung des Body-Mass-Indexes (BMI) zwischen 1985
und 2017 in ländlichen und urbanen Gebieten in 200 Ländern untersuchten«, erklärten Ulmer Universitätsmediziner
in einer Pressemeldung.

Liegt die Lösung der drei Phänomene etwa in folgendem
freigeistigen Triple-Korrelat: Landbewohner erhalten
»Abnehmgras« frei Haus vom Staat, kiffen mehr, damit sie
dann »Lachflashs mit weinenden Tränenfontänen« bekommen und schlanker werden? So manch eine Kommune hätte
sicher nichts dagegen, sich diesem – im wahrsten Sinne –
Feldversuch zu stellen...

## TRENDDIÄTEN 2018: LOW CARB UND INTERVALLFASTEN

Zwei Diätformen, die 2017 und 2018 auf der »Abspeckbe-
liebtheitsskala« ganz oben standen, gebührt aus ebendiesem
Grund ein kurzes Extrakapitel. **Low Carb** ist eine sehr alte und
seit Jahrzehnten propagierte »Eliminationskost«, bei der der
eigentliche Hauptenergielieferant des Menschen mehr oder
weniger stark weggelassen wird: Kohlenhydrate wie Brot, Pas-
ta, Zucker und Weizenmehl, die inzwischen das Brandmal
des »schä(n)dlichen, ungesunden Dickmachers« tragen, müssen vom Teller weichen. Beim **Intervallfasten** hingegen lässt
man keine speziellen Lebensmittel weg, sondern man lässt nur

wesentlich größere Pausen zwischen den Mahlzeiten, man isst also dann nur in diesen »Intervallen«.

Machen wir kurzen Prozess: Für Low Carb (LC) und für Intervallfasten (IF) liegen weder offizielle, standardisierte Definitionen noch wissenschaftliche Belege vor, dass Menschen mit diesen Ernährungsformen besser abnehmen als mit irgendeiner anderen Diät. Auch für die Form der abspeckunabhängigen Dauerernährung, die von zahlreichen Menschen praktiziert wird, existieren keinerlei Langzeitstudien und Evidenzen, dass LC oder IF die Gesundheit fördert, vor Krankheiten schützt oder das Leben verlängert, geschweige denn »gezielt als beste Ernährungstherapie« eingesetzt werden kann.

## LOW-CARB-MYTHOS: MACHT
### WEDER SCHLANK NOCH GESUND

Gerade bei Letzterem wird gern kolportiert, die Verbesserung gewisser »Surrogatparameter« – das sind Ersatzwerte, wenn keine harten Endpunkte wie Herzinfarkte oder Schlaganfälle vorliegen, also beispielsweise Blutwerte oder Ähnliches – sei ein Effekt konkret von LC oder IF. Aber das ist ein Trugschluss, denn letztlich sind die verbesserten Parameter in der Regel immer durch eine (teils massive) Gewichtsreduktion bedingt – und dem Körper ist es egal, welche Energiemangelernährung ihn zur Entfettung gezwungen hat. Ein schönes Beispiel dazu wurde Ende 2017 von Wissenschaftlern der Kliniken Essen-Mitte auf dem Herbstkongress der DDG vorgestellt: Mit einer Extremdiät von weniger als 1.000 kcal an sogenannten »Kohlenhydrat-Tagen« konnten 70 % der Diabetiker ihre schwere Insulinresistenz verbessern – und zwar mit

High Carb (HC), also primär Kohlenhydraten, und nicht mit der LC-Ernährung, der genau diese Wirkung von LC-Päpsten sehr gern zugeschrieben wird.

Auch und besonders im Bereich der Diätvergleichsstudien lieferten zahlreiche Publikationen stets unisono das gleiche Ergebnis: Es macht keinen Unterschied, ob mit LC oder HC abgespeckt wird, die kurzfristigen »Erfolge« sind vergleichbar. So bestätigte 2018 erneut die auf medizinisch höchstem Niveau durchgeführte randomisierte klinische DIETFITS-Studie, publiziert im Topjournal *JAMA*, diese Erkenntnis: Der Abspeckeffekt einer LC-Diät war bei den 609 übergewichtigen oder fettleibigen Probanden nach zwölf Monaten vergleichbar dem einer Low-Fat-Diät.

Neben dem LC-Abspeckmythos mehren sich Stimmen und Studien, die dieser Ernährungsweise eine gesundheitsfördernde Wirkung absprechen: »Eiweißdiät erhöht Risiko auf Herzinsuffizienz« *(Deutsches Ärzteblatt, 2018)*, »Kohlenhydratverzicht kann bei Diabetes sehr riskant sein« *(Medical Tribune, 2018)*, »Studie: Kohlenhydratarme Ernährung kann Leben verkürzen« *(Deutsches Ärzteblatt, 2018)*, »Low-Carb – Die Diäten-Lüge« *(STERN, 2018)*.

Und die renommierte amerikanische Fachgesellschaft *American College of Cardiology* lancierte im März 2019 anlässlich einer aktuellen Studie auf Basis von Daten der National Institutes of Health eine Pressemitteilung, in der die Studienautoren klarstellen, dass »Low-Carb-Diäten in Verbindung mit Herz-Rhythmus-Störungen stehen«. Diese Daten besorgten auch den Bundesverband Deutscher Internisten e. V., der ebenfalls im April 2019 eine eigene Pressemitteilung veröffentlichte: »Bei Low-Carb-Ernährung droht mehr Vorhofflimmern. Wer beim Essen zu wenige Kohlenhydrate aufnimmt, entwickelt häufiger Vorhofflimmern.« »Die Langzeit-wirkung von kohlenhydratarmer Ernährung ist immer noch umstritten, besonders inwiefern sie Herz-Kreislauf-Erkran-kungen beeinflusst«, sagt Dr. Xiaodong Zhuang, Hauptautor der Studie und Kardiologe in der Klinik der Sun-Yat-sen-Uni-versität. »In Anbetracht des möglichen Einflusses auf Arrhyth-mien legt unsere Studie nahe, dass diese beliebte Methode zur Gewichtskontrolle vorsichtig empfohlen werden sollte.« »Eine mögliche Erklärung ist, dass der vermehrte Konsum von Eiweiß und Fett statt Kohlenhydraten oxidativen Stress aus-löst, was ebenfalls in Beziehung zu Vorhofflimmern stehen könnte.«

Besonders deutlich war mal wieder die Deutsche Gesell-schaft für Kardiologie (DGK) e. V. unterwegs, die anlässlich des Europäischen Kardiologenkongresses 2018 folgende Pres-semeldung lancierte: »Low-Carb-Ernährung ist gefährlich und sollte gemieden werden. Menschen mit einer langfristigen Low-Carb-Diät haben ein erhöhtes Risiko eines vorzeitigen Todes, auch die Risiken für Todesursachen wie Herzerkran-kungen, Schlaganfall und Krebs sind bei ihnen erhöht.« Sicher sind die Autoren auch hier auf Basis von Beobachtungsstudien wieder mal kausal-interpretierend ein klein wenig übers Ziel hinausgeschossen, jedoch zeigen die der DGK zugrunde lie-genden Daten mit Sicherheit keinerlei positive Effekte von LC auf die Gesundheit oder gar Lebenslänge.

So bemängeln zum x-ten Male auch die Autoren (frei von Interessenkonflikten) einer großen Übersichtsarbeit, publi-ziert im Juni 2018 im *European Journal of Nutrition*, die übli-chen Wissenslücken bei der Gretchenfrage: »Übergewicht und Diabetesprävention: Ist eine kohlenhydratarme und fettreiche Ernährung empfehlenswert?« Die Antworten sind klar, da die

Datenlage unklar ist: »Aufgrund der Komplexität der potenziellen, LC zugrunde liegenden Mechanismen, ihrer Wechselwirkungen und des **Fehlens von Daten** aus streng kontrollierten Langzeitstudien (länger als 2 Jahre) wäre eine allgemeine evidenzbasierte Empfehlung von LCHF-Diäten als vorbeugende Maßnahme zur Risikominderung von Typ-2-Diabetes **voreilig.** Es fehlen Daten, die die langfristige Wirksamkeit, Sicherheit und gesundheitliche Unbedenklichkeit von LCHF-Diäten belegen. Jede LC-Empfehlung sollte diesen Evidenzmangel berücksichtigen.« Und dann folgt der Lieblingsschlusssatz aller Ernährungsstudien: »Kohlenhydratarme Ernährung erfordert weitere Untersuchungen, bevor allgemeine Empfehlungen ausgesprochen werden können.«

Auch der Verband für Unabhängige Gesundheitsberatung e. V. UGB widmete den Kohlenhydrat- und LC-Märchen im August 2018 gar eine ganze Spezialausgabe seiner Zeitschrift *UGBforum* mit dem Titel »Kohlenhydrate kontrovers« – und der klaren Botschaft: »Low-Carb-Diäten wie Logi-Methode, Paläo- oder ketogene Diät werden von zahlreichen Ratgeberautoren, in den Medien und sozialen Netzwerken als gesundheitsfördernd angepriesen. Dabei liefert die aktuelle Studienlage bis heute **keine Beweise** dafür, dass weniger Kohlenhydrate nachhaltig gesundheitsförderlich wären.« Zu einem vergleichbaren Fazit kommt eine Autorengruppe im Fachmagazin *Science* im November 2018 – für die dpa-Redaktion gleicht deren Fazit einer »Bankrotterklärung: Aktuelle Belege deuteten darauf hin, dass kein spezifisches Kohlenhydrat-Fett-Verhältnis in der Ernährung für die allgemeine Bevölkerung am besten ist.« So sieht es auch Prof. Stefan Lorkowski, Leiter Biochemie der Ernährung, Universität Jena: »Es ist zwar attraktiv, aber naiv zu glauben, dass allein eine Änderung der Relation von

Kohlenhydraten und Fetten ausreicht. Es kommt vielmehr auf deren ernährungsphysiologische Qualität und vor allem die Energiebilanz an« (*Deutsches Ärzteblatt*, Januar 2019). Letztgenannten zentralen Aspekt bestätigt auch Prof. Alfred Wirth, ehemaliger Präsident der Deutschen Adipositas-Gesellschaft: »Nahezu alle Untersuchungen zeigen, dass eine Low-Carb-Diät nicht überlegen ist und dass vor allem das Energiedefizit hinsichtlich der Gewichtsabnahme entscheidend ist« (*CARDIOVASC*, 2018). Sowohl Lorkowski als auch Wirth sehen den Anstieg des LDL-Cholesterins bei LC als gesundheitlich kritisch, für Wirth kommt noch die Stimulation proinflammatorischer (entzündungsfördernder) Faktoren als kritisch bei LC hinzu.

Diese LC-Contra-Statements könnten noch Seiten füllen (genau wie die LC-Pro-Studien, das ist ja das »Schöne« für alle Ernährungspäpste/-innen), aber belassen wir es dabei – wobei, lassen wir abschließend Ex-DGE-Präsident Prof. Helmut Heseker im April 2019 noch eine Prognose treffen: »Den jahrelang gehypten Low-Carb-Diäten ergeht es gerade so, dass Massenanziehungskraft und Faszination nachlassen. Die langjährige Verteufelung der Kohlenhydrate wird von Trendsettern plötzlich als großer Irrtum entlarvt. Atkins-, South-Beach-, Hollywood-Star-, Mayo-, Logi- sowie Paleo-Diäten – Evolution hin und Harvard her – werden nicht nur als wirkungslos entlarvt, schlimmer noch: Stattdessen werden lange übersehene oder geleugnete Nebenwirkungen (u. a. Mundgeruch, Muskelkrämpfe, Übelkeit und Kopfschmerzen) in den Vordergrund gerückt« (*Ernährungs Umschau*).

## INTERVALLFASTEN – HAT AUCH
## NIX BESONDERES AUF DEM KASTEN ...

Noch dominanter im Sinne von »medial präsent und Promi-promotet« war 2017–2019 das Intervallfasten (IF). Und genauso wenig, wie bei LC eine eindeutige offizielle Definition existiert, genauso können alle Anbieter diverser, allesamt frei erfundener IF-Konzepte ihre ganz persönliche »Eigenkreation« als »Best-of-IF« positionieren. So findet man die Tages-IF-Kreationen wie 5 : 2 oder 6 : 1, was bedeutet, dass man immer die erstgenannte Zahl an Tagen essen darf, wann, was und so viel man will, und die zweite Zahl an Tagen »fastet« (mehr oder weniger streng). Die 6 : 1-Variante hat es »sogar« in die Top Fünf der »Promi-Diäten, die man 2017 meiden sollte«, geschafft, die jährlich von der British Dietetic Association »gekürt« werden – 5 : 2 hätten sie gleich mit dazunehmen können ...

Die 6 : 1-Diät ist dabei in etwa die softere Version der 5 : 2-Diät, die beide natürlich – welch Überraschung – gleichermaßen Abnehmerfolge und Gesundheit versprechen. Die Grundidee ist dabei stets dieselbe: Durch den Nahrungsverzicht soll der IFer an den »Fastentagen« einen ordentlichen Anteil der Wochenkalorien einsparen und dadurch schön abnehmen. Das aber ist eine Milchmädchenrechnung: Denn am Ende des Tages – oder besser der Woche – entscheidet nur ein Faktor über unser Gewicht: die Energiebilanz. Der Körper nimmt ab, wenn man ihm weniger Kalorien zuführt, als er verbraucht (negative Energiebilanz). Und genau da liegt der »Hase im Pfeffer«. Wer an den anderen Tagen mehr isst, als an den Fastentagen eingespart wird, der wird sicher nicht schlank. Vielleicht nimmt man sogar zu. Und entwickelt »on top« noch eine kleine, aber feine Essstörung aufgrund der permanenten Entkopplung des Essens vom natürlichen Hungergefühl an den »Fastentagen«.

Wem ein oder zwei Tage Fasten zu »hardcore« sind, für den haben die Diätgurus natürlich auch eine adäquate IF-Lösung parat: einfach längere Essenspausen in den Tagesablauf einbauen. Bei der 8 : 16- oder 10 : 14-**Methode** stehen die Zahlen nicht für Tage, sondern für Stunden. So wird in der Regel einfach auf eine Mahlzeit am Tag verzichtet, damit man 16 respektive 14 Stunden am Stück nichts essen muss. In den restlichen acht oder zehn Stunden darf man essen. Na ja, ist auch noch lange genug Zeit zu essen. Nicht so beim allerneuesten Extrem-IF-Trend aus den USA: Die OMAD-Diät (One Meal A Day) gilt als die Hardcore-Variante des intermittierenden Fastens – hier dominiert das 23 : 1-Stunden-Prinzip. Da muss man zwangsläufig verhungern …

Spaß beiseite: Auch beim IF fehlen – natürlich, wie gewohnt – Langzeitdaten und Evidenzen, dass diese Form des »Spezialessens« besser abnehmen lässt, gesünder ist oder gar zu weniger »harten Endpunkten« (*dem* wissenschaftlichen Parameter schlechthin) wie weniger Herzinfarkten, Schlaganfällen oder verminderter Sterblichkeit führt. Und genauso wie es einige Studien mit positiven Resultaten gibt, so liegen auch kritische Papers und Statements vor: »Adipositas: Intervallfasten in randomisierter klinischer Studie (publiziert in *JAMA*) ohne Vorteile – die Abbruchrate war sogar höher als bei konventioneller Kalorienrestriktion« (*Deutsches Ärzteblatt*, 2017), »Intervallfasten taugt nicht als Jungbrunnen« (*scinexx*, 2017), »Die Erkenntnisse zum Intervallfasten beziehen sich fast alle auf Tierversuche – Willkür wie Geschäftssinn sind keine Grenzen gesetzt« und »Der aktuelle Trend zum Intervallfasten entbehrt wissenschaftlicher Grundlage« (*Süddeutsche Zeitung*, 2018), »Begünstigt Intervallfasten die Entwicklung eines Typ-2-Diabetes?« und »Intervallfasten kann Gewichtsabnahme erleichtern, verbessert aber nicht den Stoffwechsel« (*Deutsches Ärzteblatt*, 2018), »Es gibt bisher nur wenige Studien zum Intervallfasten. Insbesondere Studien mit ausreichend großer Teilnehmerzahl und Langzeitdaten fehlen« (*Verbraucherzentrale Bayern*, 2018).

Dieses Datendefizits nahmen sich Wissenschaftler des Deutschen Krebsforschungszentrums und des Universitätsklinikums Heidelberg an und führten ihre HELENA-Studie durch, die bislang größte Untersuchung (RCT, randomisierte kontrollierte Studie) zum IF – mit folgenden Ergebnissen, die im November 2018 in einer Pressemeldung kommuniziert wurden: »**Intervallfasten zeigt keinen Vorteil gegenüber herkömmlichen Reduktionsdiäten.** Bei den Probanden beider Gruppen verringerte sich mit dem Körpergewicht das viszerale Fett, also das ungesunde Bauchfett, ebenso die Fettablagerungen in der Leber. Auch bei sämtlichen anderen analysierten Stoffwechselwerten sowie bei allen untersuchten Biomarkern und Genaktivitäten machten die Wissenschaftler keinen Unterschied zwischen beiden Diätformen aus. Zwar untermauert die HELENA-Studie die euphorischen Erwartungen an das Intervallfasten nicht. Doch sie zeigt auch, dass diese Methode nicht schlechter ist als eine herkömmliche Diät. Prof. Tilman Kühn, leitender Wissenschaftler der Studie, interpretiert die Studienergebnisse so, dass es nicht vorrangig auf die Diätform ankomme, sondern vielmehr darauf, sich für eine Methode zu entscheiden und diese dann durchzuziehen. ›Darauf deutet auch eine aktuelle Studie hin, die Low-Carb- und Low-Fat-Diäten miteinander vergleicht, also ein Reduzieren der Kohlenhydrate versus einer Fettreduktion bei ansonsten ausgewogener Ernährung‹, so Kühn. Auch hier hatten die Probanden mit beiden Methoden vergleichbare Effekte erzielt.« Dieser Vergleich bezieht sich auf die zuvor bei Low Carb bereits erwähnte DIETFITS-Studie.

Letztlich muss man auch hier wieder ernährungsliberal-pragmatisch argumentieren, angelehnt an die wesentliche Botschaft: »Es gibt so viele gesunde Ernährungen, wie es Menschen gibt, denn: Jeder Mensch is(s)t anders.« Wer also mit LC super klarkommt, soll auf Kohlenhydrate verzichten. Wer in 5 : 2-, 6 : 1- oder X : X-IF seinen »kulinarischen Goldstandard« gefunden hat, wunderbar. Wer aber weder auf Kohlenhydrate verzichten kann oder möchte noch ein Stunden- oder-Tage-Fastenfreund ist, der muss keine Angst haben, er ernähre sich jetzt »ungesünder«. Das ist nichts mehr als: pure Propaganda.

Vermutlich sind sowohl LC als auch IF so populär, weil beide »Besser-Esser-Hypes« sehr einfach umzusetzen sind, da es keine komplizierten Regeln oder aufwändigen Rechnereien gibt. »Es funktioniert deshalb ganz gut, weil es wahrscheinlich für viele einfacher ist, komplett auf etwas zu verzichten, als immer gut auf die Ernährung zu achten. Erfahrungsgemäß ist für die Menschen schwarz-weiß einfacher als grau«, erklärte Dr. Gert Bischoff, Ernährungsmediziner aus München, 2018 im BR den »Erfolg« des IF.

 **FAZIT**

LC und IF haben vieles gemeinsam: Es fehlen sowohl offizielle Definitionen als auch Langzeitbelege zu harten Endpunkten und Evidenzen (wissenschaftliche Beweise), dass diese besonderen Arten des Essens gesünder sind oder schlanker machen als irgendeine andere x-beliebige Ernährungsweise. Wem es gefällt, wunderbar, wem nicht: Keinen Kopf machen!

# 16

## ÜBERGEWICHT »VERLÄNGERT«
## DAS LEBEN?

Stellen Sie sich vor, Ihre Lebensversicherung beschließt einen neuen Parameter zur Prämienberechnung: »Männer, die kleiner als 180 cm sind, zahlen einen Zusatzbeitrag. Denn wer kleiner ist als der deutsche Durchschnittsmann, der leidet an Untergröße, einem Risikofaktor für die Gesundheit.« Die Hypothese dahinter lautet: Gegenüber großen Kerlen mangelt es kleinen Männern häufig an Selbstbewusstsein, und sie leiden daher unter verstärktem Profilierungsstress. **Untergröße** schwächt so die Psyche, was wiederum das Risiko für körperliche und seelische Erkrankungen erhöht. Undenkbar? Beim Body-Mass-Index (BMI) ist genau dieses Schema Realität.

Der BMI ist der heilige Gral aller Übergewichtspropagandisten und damit das Fundament, auf dem alle Warnrufe zur

Gesundheitsgefahr Übergewicht basieren. Dabei ist inzwischen längst klar, dass die BMI-Gewichtskategorien »Normal« und »Übergewicht« als willkürliche Werte eines US-Versicherungsstatistikers keine Aussage zu Gesundheit und Krankheit erlauben. Der BMI ist in den Bereichen Normal- und Übergewicht nicht mehr als ein »Surrogatparameter«, also ein Ersatzwert, ein Marker ohne jegliche Kausalkraft. Bereits Anfang 2010 stellte die damalige Sprecherin des Deutschen Instituts für Ernährungsforschung (DIfE), Dr. Gisela Olias, klar: Der BMI »hat ausgedient«. Fünf Jahre später untermauerte der Co-Autor einer großen amerikanischen Studie der University of California diese Prognose: »Das sollte der letzte Nagel im Sarg des BMI sein«, so Jeffrey Hunger, dessen Untersuchung Folgendes ergab: Etwa die Hälfte der als übergewichtig stigmatisierten Amerikaner gelten als gesund, weil sie keinerlei Krankheitsanzeichen zeigen.

Warum nun diese Kapitelüberschrift? Weil in zahlreichen Übersichtsstudien im BMI-Bereich »Übergewicht« die höchste Lebenserwartung beobachtet wurde. Und viele aktuelle Studien bestätigen diesen Trend. Würden sich unsere Gesundheitspolitiker die wissenschaftliche Literatur zu BMI und Gesamt-sterblichkeit genau anschauen, dann müssten sie konsequenterweise die Gretchenfrage stellen: Brauchen wir eine Kampagne zur Förderung von Übergewicht, wenn wir die höchste Lebenserwartung der Bundesbürger anstreben?

## Was sagt die deutsche Fachpresse dazu?

Die meisten Menschen haben sicher Zweifel, dass Übergewicht eher gesundheitsfördernd als krankmachend sein könnte. Vielleicht überzeugen sie die nun folgenden Headlines –

natürlich auch basierend auf Korrelationen – der deutschen Medizin-Fachpresse:

»ADIPOSITAS: ABSPECKEN VOR OP UNNÖTIG? BEI HERZOPERA-
TIONEN HABEN ADIPÖSE EINEN VORTEIL«
(CARDIOVASC, 17(3), 2017)

»KORONARINTERVENTIONEN VERTRAGEN DICKE BESSER ALS DÜNNE«
(Ärzte Zeitung, 15.07.2017)

»HERZINFARKT: SCHLECHTE AUSSICHTEN FÜR UNTERGEWICHTIGE«
(idw, Deutsche Gesellschaft für Kardiologie, 30.08.2017)

»ÜBERGEWICHTS-PARADOXON BEI HERZKATHETER-EINGRIFFEN:
UNTERGEWICHTIGE HABEN HÖHERES RISIKO«
(idw, Deutsche Gesellschaft für Kardiologie, 27.08.2017)

»SCHLANK UND DENNOCH EIN HOHES RISIKO FÜR DIABETES UND
HERZKREISLAUFERKRANKUNGEN«
(idw, Deutsches Zentrum für Diabetesforschung, 01.08.2017)

»ÜBERGEWICHTIGE HERZINSUFFIZIENZ-PATIENTEN LEBEN LÄN-
GER« UND »GESUNDE ADIPOSITAS«
(Deutsches Ärzteblatt, 04.01.2015)

»ADIPÖSE ÜBERLEBEN SEPSIS HÄUFIGER«
(Deutsches Ärzteblatt, 07.08.2014)

»ABSPECKEN SCHÜTZT NICHT VOR HERZINFARKT«
(Ärzte Zeitung, 26.06.2013)

»SCHLAGANFALL UND HERZINFARKT – EIN HOHER BMI AN SICH
IST KEIN RISIKO«
(Springer Medizin, 04.09.2013)

»DICKE SCHLAGANFALLPATIENTEN HABEN BESSERE PROGNOSE –
DAS ADIPOSITAS-PARADOXON IM FOKUS«
(Cardio News, 01.02.2013)

»ÜBERGEWICHT VON VORTEIL? DAS OBESITY PARADOX: DICKE
VERKRAFTEN ZWEITEN SCHLAGANFALL BESSER«
(Ärzte Zeitung, 14.01.2013)

»BMI UND LEBENSERWARTUNG – EIN PAAR KILO ZU VIEL SCHA-
DEN NICHT«
(Springer Medizin, 09.01.2013)

»DIE GLEICHUNG >SCHLANK = GESUND< GEHT BEI HERZINSUFFIZI-
ENZ NICHT AUF« UND »DICKER BAUCH STÜTZT SCHWACHES
HERZ«
(Ärzte Zeitung, 05. & 12.07.2012)

»SCHLANKE TYP-2-DIABETIKER STERBEN FRÜHER«
(Medical Tribune, 21.09.2012)

»ADIPOSITAS-PARADOX: SCHLANKE TYP-2-DIABETIKER STÄRKER
GEFÄHRDET«
(idw, Deutsche Diabetes Gesellschaft, 04.10.2012)

»EIN HOHER BMI PER SE ERHÖHT HERZINFARKT- UND SCHLAG-
ANFALLRISIKO NICHT«
(Ärzte Zeitung, 25.09.2013)

Einen vergleichbaren Titel wie dieses Kapitel trug im Oktober
2014 auch eine spannende TV-Dokumentation auf 3sat:
»Dicke leben länger«. Der Titel war Programm: Denn auch
hier präsentierten die Filmemacher zahlreiche Forscher und
Studien, die verdeutlichten, dass »Übergewicht« (im offiziellen BMI-Sinne) alles andere als gesundheitsschädlich oder
gar lebensverkürzend ist. So zeigen gemäß Studien von Prof.
Ingrid Mühlhauser von der Universität Hamburg Menschen
mit einem BMI von 27 die höchste Lebenserwartung.

## STEIGENDE LEBENSERWARTUNG, IMMER MEHR 100-JÄHRIGE

Flankierend zu den steigenden Studienzahlen, die das BMI-Dogma langsam, aber sicher zu Fall bringen, steigt auch die Lebenserwartung der Deutschen und immer mehr Menschen werden über 100 Jahre alt. »Noch nie haben so viele Frauen und Männer ein so hohes Alter erreicht wie heute«, gab die Bundeszentrale für gesundheitliche Aufklärung (BZgA) im September 2013 bekannt. Dabei sind die Alten von heute auch fitter als die Senioren eine Dekade zuvor. Und 2017 konstatierte die *Ärzte Zeitung* konsequent: »Nie hat es eine Generation der über 65-Jährigen gegeben, der es so gut gegangen ist wie heute. Und für die es immer noch aufwärts geht – gesundheitlich wie finanziell. Das geht aus der Altersstudie 2017 hervor.« Auch das Statistische Bundesamt in Wiesbaden gab 2017 bekannt: »Die Deutschen werden immer älter. So haben 2017 geborene Kinder gute Chancen, über 90 Jahre alt zu werden.« Last, but not least verkündeten Forscher des Rostocker Max-Planck-Instituts für demografische Forschung im September 2018 folgende gute Nachricht: »Die Menschen in Deutschland werden immer älter, wir sehen eine kontinuierlich steigende Lebenserwartung. Die aktuelle Statistik zeigt, dass die Lebenserwartung in Deutschland pro Jahr um drei Monate steigt – und es ist kein Ende dieses Trends absehbar.«

Vielleicht liegt der deutsche »Methusalem-Effekt« ja auch darin begründet, dass die meisten Deutschen im lebensverlängernden BMI-Bereich liegen: Gemäß der DEGS-Studie des Robert Koch-Instituts (RKI) sind 67,1 % der Männer und 53 % der Frauen übergewichtig mit einem BMI über 25 …

**FAZIT**

Wenn Sie wieder mal von einer drohenden Übergewichts-epidemie lesen, dann wissen Sie: Alles nur Panikmache, basierend auf dem untauglichen BMI. Und Sie wissen: Ein BMI im Bereich des moderaten Übergewichts (27) kann ein gutes Zeichen für die Gesundheit der Bürger sein – zumindest vor dem Hintergrund aktueller Forschung.

**Randnotiz:** Inzwischen mehren sich die kritischen Stimmen, die das »Adipositas-Paradoxon« nicht als real erachten und aufgrund neuer Datenanalysen zu einem »statistischen Arte-fakt« abstempeln möchten. Es kann ja auch nicht sein, was nicht sein darf: »Dicke leben länger und haben bessere Gesundheitsprognosen.« Nix da … Ergo liest man seit 2018 immer öfter Headlines wie die folgenden:

»DAS ADIPOSITAS-PARADOXON IST TOT«
(DocCheck, 28.02.2018)

»DAS MÄRCHEN VOM ADIPOSITAS-PARADOXON«
(Ärzte Zeitung, 16.03.2018)

»IMMER MEHR STUDIEN WIDERLEGEN ADIPOSITAS-PARADOXON«
(Deutsches Ärzteblatt, 16.03.2018)

Auch diese kontroverse Diskussion bestätigt erneut das oeco-trophologische Universalcredo: »**Nichts Genaues weiß man nicht** …« Wie beim Salz und vielen anderen Aspekten im unentflechtbaren hochkomplexen Konglomerat aus Ernährung, Gewicht und Gesundheit wird auch der neu entflammte Glaubenskrieg um das »Adipositas-Paradoxon« mit Sicherheit keinen klaren »Sieger« hervorbringen, denn: Die kausale Wahrheit wird den Statistikern auch hier verborgen bleiben.

# 17

## DAS DICKE DUTZEND

Warum werden Menschen überhaupt dick? Auf diese Frage antworten die meisten Befragten reflexartig: »Die essen zu viel und bewegen sich zu wenig!« Und konsequenterweise lautet der Doppelratschlag für alle Dicken, die abspecken möchten: »Du musst weniger essen und dich mehr bewegen!« Doch diese einfache Formel gewinnt nur den Polemikpreis, denn Übergewicht verliert man dadurch dauerhaft nicht. Und das liegt daran: Übergewicht hat sehr viele Ursachen! Allein die aktuelle S3-Leitlinie »Prävention und Therapie der Adipositas« (gültig bis 2019) zählt zehn Hauptfaktoren als Verursacher sowie zahlreiche »andere Ursachen« auf. Ob jemand schlank ist, dick oder adipös, das resultiert immer aus einem individuellen und hochkomplexen Zusammenspiel einer Vielzahl unterschiedlicher Faktoren:

→ **Gene:** Wissenschaftler schätzen, dass 70–80 % des Körpergewichts durch das Erbgut bestimmt werden. Um es anschaulich zu formulieren: »Sie können aus einer Deutschen Dogge keinen Windhund machen!« Die Gene spielen die erste Geige im Orchester des Körpergewichts. Oder wie die wissenschaftliche Abteilung der Französischen Botschaft in Deutschland im April 2014 mitteilte: »Adipositas: Die Gene sind schuld!«

→ **Emotional Eating:** hungerfreies Essen aus Frust, Kummer, Langeweile, Stress oder aufgrund traumatischer Ereignisse, beispielsweise in der Kindheit. Stichwort: »Essen als seelentröstender Schutzpanzer – nicht der Körper, sondern die Psyche wird gefüttert.«

→ **Krankheiten/Stoffwechselstörungen:** beispielsweise Schilddrüsenerkrankungen, Kortisonstoffwechselprobleme und Essstörungen.

→ **Medikamente:** unter anderem gegen Bluthochdruck und Diabetes oder Psychopharmaka.

→ **Schlafmangel/schlechter Schlaf:** Die Korrelation »schlechter Schlaf und Übergewicht« war der Renner zahlreicher Beobachtungsstudien zwischen 2010 und 2014. Nahezu überall, wo dieser Zusammenhang untersucht wurde, ergab sich eine positive Beziehung. Hier reicht im Prinzip der gesunde Menschenverstand: Wer dauerhaft zu wenig oder schlecht schläft, der bekommt sicher massive gesundheitliche Probleme. Dass dabei auch der Hungerhormonhaushalt durcheinandergerät und sich die schlechten Nächte auf das Essverhalten auswirken, das ist plausibel (und wurde u. a. durch Blutanalysen zum Hungerhormon »Ghrelin« nachgewiesen).

→ **Soziale Schicht und Bildungsstand**: Je niedriger beides, desto höher die statistische Wahrscheinlichkeit für Übergewicht – so lauten die Ergebnisse epidemiologischer Studien. Zur Ursache-Wirkungs-Beziehung wird wild spekuliert, ohne dass bislang stichhaltige Antworten vorliegen. In jüngsten Studien stand die »Wohngegend« im Fokus sozioökonomischer Adipositasforschung: sozial schwache Lage, fetter Bauch. Auch die OECD warnte Ende 2014 vor dem Zusammenhang »wirtschaftlicher/finanzieller und sozialer Not mit Adipositas«.

→ **Kultureller Hintergrund/Herkunft**: Insbesondere Kinder aus Südeuropa haben eine höhere Wahrscheinlichkeit für Übergewicht (das liegt in den Genen der Bambini: die dicksten Kinder Europas leben auf Kreta und Sizilien).

Neben diesen sieben **potenziellen** Ursachen gibt es weitere, teils sehr überraschende Theorien, denen zufolge Menschen dicker werden. Folgende Faktoren stehen aufgrund diverser Studien ebenfalls in statistischem Zusammenhang mit Übergewicht:

→ **Einzelkinder** »sind dicker als Geschwister«.

→ **Einschulung** »macht Kinder dick«: Kein Witz. So lautete das Ergebnis einer Studie der Johannes Gutenberg-Universität Mainz.

→ **Dicke Freunde** »führen zu sozialer Ansteckung«. Auch hier liegen Korrelationen vor: Je mehr dicke Freunde man hat, desto dicker wird man selbst.

→ **Warme Temperatur zu Hause** »senkt die körpereigene Wärmeproduktion«.

→ **Mandel-Entfernung** in der Kindheit: Mandellose Erwachsene sind dicker als Menschen mit Mandeln.

→ **Darmbakterien:** Die »Dickmacher-Darmflora« kennen Sie von Seite 163.

→ **Zu wenig braunes Fettgewebe** »verhindert die Verbrennung überflüssiger Energie« (siehe Seite 161).

→ **Süßstoffe** »verleiten dazu, mehr als nötig zu essen«.

Mehr Schaden als Nutzen: Aufgrund der weiten Verbreitung seien der fehleingeschätzten Kunstsüße nachfolgend ein paar aktuelle Studienergebnisse gewidmet: Anfang 2017 kam eine Publikation (*PLOS Medicine*), in der zahlreiche Einzelstudien analysiert wurden, zu folgendem Fazit: Süßstoffe sollten nicht als Teil einer »gesunden Ernährung« empfohlen werden. Denn erstens wisse man zu wenig über die langfristigen Folgen von Süßstoffverzehr – und zweitens existierten keine Beweise, dass künstlich gesüßte Getränke beim Abnehmen helfen. Zu ähnlichen Erkenntnissen kam Anfang 2019 auch ein Review (große Übersichtsarbeit) der Cochrane Collaboration unter Leitung von Forschern der Universität Freiburg, publiziert in einem der drei wissenschaftlichen Topjournale, im *BMJ* (*British Medical Journal*): Es gibt keine gesicherten Belege, dass Süßstoffe bei Erwachsenen und Kindern eine Adipositas verhindern oder die Gewichtsreduktion erleichtern. Eine schädliche Wirkung sei nicht nachzuweisen, aber auch nicht auszuschließen. Genauso »bilateral« offen sind die Ergebnisse einer weiteren großen Beobachtungsstudie zu bewerten, die im Februar 2019 im kardiologischen Fachmedium *Stroke* publiziert wurden: Bei menopausalen Frauen korrelierte der erhöhte Konsum von täglich zwei oder mehr »Light-Getränken« (mit künstlichem Süßstoff) mit einem erhöhten Risiko für Schlaganfälle, Herzkrankheiten und vorzeitigen Tod.

Auch diese Studien sind weitere »Perlen« in einer nicht enden wollenden Publikationskette negativer Süßstoff-Ergebnisse – nachfolgend eine kleine »Headline-Selection« aktueller Erkenntnisse von 2017 bis 2019: »Erhöhen Light-Getränke das Schlaganfallrisiko?« (*Kardiologie.org*, März 2019), »Süßstoffe sind schädlich, zumindest für Ratten« (*Tagesspiegel*, 2018), »Süßstoffe machen nicht zwingend schlank – und können sogar schädlich sein« (*Deutsches Ärzteblatt*, 2018), »Warum Süßstoffe schaden« (*Apotheken Umschau*, 2018), »Warum Süßstoffe das Diabetes-Risiko erhöhen« (*Springer Medizin*, 2018), »Schädigen Diätlimonaden das Gehirn?« (*Medical Tribune*, 2017), »Dick trotz Süßstoff? Studien zufolge lässt sich mit Süßstoffen nur wenig bis gar nicht abnehmen. Beobachtungsstudien deuten sogar auf einen gegenteiligen Effekt hin« (*Ärzte Zeitung*, 2017), »Künstliche Süßungsmittel: Bisherige Studien zeigen eher Nachteile für die Gesundheit. Forscher der University of Manitoba kommen zu dem Ergebnis, dass künstliche Süßstoffe auf lange Zeit zu einer Gewichtszunahme führen könnten und das Risiko für Adipositas, Diabetes Typ 2, Bluthochdruck oder Herzerkrankungen steigen könnte. Denn Zuckerersatzstoffe stehen unter Verdacht, den Stoffwechsel, die Zusammensetzung der Darmbakterien und den Appetit zu beeinflussen« (*Deutsches Ärzteblatt*, 2017).

All diese aktuellen Ergebnisse (wie schon zahlreiche Studien vorher) lassen demnach in keiner Weise darauf schließen, dass Light-Produkte oder Süßstoffe als »Schlankmacher« dienen – ganz im Gegenteil: Sie stehen unter Generalverdacht, zur Gewichtszunahme beizutragen und das Risiko so mancher Krankheit zu erhöhen. Bewiesen ist abschließend nichts vollumfänglich, aber der Rat auf Basis bisheriger Daten kann nur lauten: Besser Finger weg von Süßstoffen – ein Nutzen ist nicht bewiesen, dafür stehen die Kunstsüßer als Dick- und Krankmacher am Pranger!

## LIMOSTEUER MACHT LEUTE FETT?

Vor diesem Hintergrund sei an die seit 2017/18 von »Angstmachervereinen« wie foodwatch und so manch medizinischer Fachgesellschaft vehement geforderte »Softdrinksteuer« erinnert: Diese Limozusatzabgabe wurde 2018 in Großbritannien eingeführt. Und wie haben die Hersteller Coca-Cola & Co. reagiert? Sie haben den Zuckergehalt unter die »Zusatzsteuergrenze« gesenkt, damit keine Preiserhöhung fällig wird – und der fehlende Süßgeschmack wurde einfach durch die Zugabe von billigen Süßstoffen ausgeglichen. Werden nun die gleichen Mengen wie zuvor getrunken, bedeutet das: Die englischen Körper werden förmlich mit Süßstoffen »geflutet« – die potenziellen Konsequenzen kennen Sie, sie stehen oben …

Als wären das nicht genug diverse Dickmacher, steuert auch unsere menschliche Natur noch ein paar Extrapfunde bei: **Ab 40** »geht's aufwärts auf der Waage« – und das ist sowohl bei Männern als auch bei Frauen ein biologisch normaler Prozess.

## GESUNDE ERNÄHRUNG – FÜR FRAUEN EINE FARCE!

Eine Überraschung lieferte Mitte 2014 eine bis dahin einzigartige Studie der amerikanischen *University of South Carolina*: »Gesunde« Ernährung hat keinen Einfluss auf das Gewicht von Frauen! Die Ernährungsqualität stand in keinem Zusammenhang mit Body-Mass-Index und Hüftumfang bei Frauen zwischen 20 und > 70 Jahren (nur bei 50- bis 59-Jährigen war ein statistischer Zusammenhang erkennbar). Man könnte diese Ergebnisse auch folgendermaßen formulieren: »Gesunde« Ernährung hält Frauen nicht schlank und »ungesundes« Essen macht nicht dick – denn es liegt noch nicht einmal ein Zusammenhang vor, ganz zu schweigen von einem Ursache-Wirkungs-Beleg. Auch beim Ausnahme-Alter 50–59 besteht nur eine Korrelation: Ob die »gesunde« Ernährung der Grund für den niedrigen BMI und Hüftumfang war, wissen die Forscher natürlich nicht. Es könnten auch andere Faktoren ursächlich verantwortlich sein. Aufgrund ihrer Studienergebnisse sprachen die Wissenschaftler *keine* Empfehlung für öffentliche Ernährungskampagnen aus, um Fettleibigkeit vorzubeugen. Eine weitere interessante Erkenntnis der Studie war: Mit steigendem Alter steigen sowohl BMI und Hüftumfang als auch die Ernährungsqualität. Böse Zungen könnten hier nun einen Zusammenhang zwischen »gesunder« Ernährung und dicken Bäuchen kolportieren. Aber aufgrund der Tatsache, dass Gewichtszunahme im Alter biologisch absolut normal ist, ist dieses Zusammentreffen zweier Faktoren wohl – wie so oft – nur Zufall.

Nur ein paar Monate nach dieser US-Studie ergab eine Analyse des deutschen EPIC-Studienarms: Es gibt keinen Zusammenhang zwischen Obst- und Gemüsekonsum und der Lebenslänge bei Frauen. Und eine Publikation im *American Journal of Clinical Nutrition* stellte klar: Es existieren keine Beweise, dass ein erhöhter Obst- und Gemüsekonsum beim Abnehmen hilft. Fassen wir zusammen: »Gesunde« Ernährung macht Frauen nicht schlank, viel Obst und Gemüse zu essen hilft nicht beim Abnehmen und lässt Frauen auch nicht länger leben. Unter Berücksichtigung des fehlenden Krebsschutzes und der hohen weiblichen Herz-Kreislauf-Erkran-kungszahlen wird vermeintlich gesunde Ernährung für Frauen immer mehr zur Farce.

## DIE EINZIG ECHTE HILFE: EINZELFALLANALYSE!

Einem Menschen, der unter seinem Übergewicht leidet, pau-schal eine Diät plus viel Obst, Gemüse und Bewegung zu ver-ordnen, das ist grob fahrlässig und wird der Komplexität krankmachender Kilos nicht gerecht. Schlimmstenfalls führt dieses engstirnige Vorgehen zu Essstörungen und weiterer Gewichtszunahme. Bei jedem Menschen, der Hilfe benötigt und sucht, ist daher eine ausführliche Analyse seiner gesamten Lebensumstände erforderlich, um die stets **individuellen und multikausalen** Ursachen des Übergewichts herauszufinden. Erst dann lassen sich daraus gezielte therapeutische Maßnah-men ableiten, die an den lebensechten Ursachen ansetzen.

Unter Berücksichtigung der oben aufgeführten Ursachen wird auch klar, warum alle gut gemeinten staatlichen Aufklä-rungskampagnen zur Prävention von Übergewicht erfolglos bleiben: Nach dem Gießkannenprinzip allgemeine Ratschläge zu gesunder Ernährung und mehr Bewegung zu propagieren, das läuft gnadenlos ins Leere. Denn die unpersönlichen Kam-pagnen erreichen nicht annähernd die vielschichtig-individu-elle Ursachenebene, die bei jedem krankhaft Übergewichtigen seinem Problem zugrunde liegt und die nur in einer Einzel-fallanalyse umfassend untersucht werden kann und muss, um Menschen mit Gewichtsproblemen echte Hilfe zu leisten.

**FAZIT**

Wann immer Sie künftig einem richtig schweren Menschen begegnen, der unter seiner Last leidet, dann wissen Sie: Die Ursachen für das krankhafte Übergewicht sind stets individuell, in der Regel sehr vielschichtig und haben höchstwahrscheinlich nichts mit der Pauschalaburteilung »zu viel Essen & zu wenig Bewegung« zu tun.

# 18

## KURZE PAUSE –
## PHASE I WIRKEN LASSEN

Gratulation, Sie haben es geschafft, das essenzielle Ernährungswissen der ersten 20 Jahre des 3. Jahrtausends zu »assimilieren« – nun können Sie Ihre »kulinarische Katharsis« erstmal in Ruhe wirken lassen. Phase I dieses Buchs ist damit theoretisch abgeschlossen. Nun folgt ein sehr wichtiger Zwischenschritt: Sie müssen das neue Wissen erst einmal verdauen, die Hirnhygiene muss einsetzen, damit Sie sich frei machen von all Ihrem alten, pseudowissenschaftlichen Ballast zu gesunder Ernährung, frei machen von diesem kleinen »Gesundgnom« im Hinterkopf, der sich immer wieder frech und fordernd in Ihre Ernährung einmischt. Dieser Störenfried hat jedoch ab jetzt nichts mehr zu sagen, kicken Sie ihn am besten raus aus Ihrem Kopf, denn Sie wissen nun:

Ernährungswissenschaft (Oecotrophologie) ist »bemitleidenswert«, weil dieser Forschungszweig aufgrund massiver Limitierungen keine harten Evidenzen und damit keine Kausalitäten (Ursache-Wirkungs-Beziehungen) liefern kann. Daher gilt:

→ Es gibt keine Beweise für »gesunde« Ernährung.

→ Die Einteilung in gesunde und ungesunde Lebensmittel ist unmöglich.

→ Niemand weiß, welche Ernährungsform, Lebensmittel oder gar einzelnen Inhaltsstoffe gesund, krank, schlank oder dick machen respektive vor Krankheiten schützen, geschweige denn diese »heilen«.

→ Kein einziger Besser-Esser-Hype, sei es Low Carb, paläo, vegan, Intervallfasten & Co., ist tatsächlich erwiesenermaßen »besser« als irgendeine andere Essweise – denn es existiert kein Beweis, dass man dadurch gesünder oder schlanker wird.

→ Diäten machen weder gesund noch schlank – eher dick, krank und essgestört.

Dieses Wissen macht Ihren Kopf frei, es ist sozusagen der Schlüssel zur kulinarischen Katharsis, das »Reinigungsmittel« zur porentiefen Hirnhygiene. Denn nur wenn Ihr Kopf »frei von« (Ernährungspropaganda) ist, sind Sie in der Lage, sich vollumfänglich auf die nun folgende **Phase II** einzulassen – die de facto die **Reinkarnation Ihres Ess-Ichs** einleiten wird. Nur anders, nur besser, denn Sie sind auf dem besten Weg zu der einzig richtigen Ernährung für Sie persönlich.

Meine Empfehlung: Legen Sie das Buch einen Tag und eine Nacht zur Seite, schlafen Sie mal richtig gut drüber, lassen

Sie das neue Wissen in Ihrem Hirn, im Unterbewussten arbeiten – und dann machen Sie morgen einen kleinen Test zur Selbstreflexion:

GEHEN SIE IN DEN SUPERMARKT UND
KAUFEN SIE LEBENSMITTEL EIN.

Sie haben nach der ersten Nacht der kulinarischen Katharsis idealerweise jetzt – rein physiologisch-biologisch körperfokussiert betrachtet – nur noch zwei Kategorien im Angebot, erstens: **Schmeckt mir, vertrage ich gut, esse ich sehr gern** (das sagen im Übrigen 99 % der Befragten beim Ernährungsreport der Bundesregierung 2018: »Essen muss vor allem gut schmecken.«). Und Kategorie zwei: **Mag ich nicht, schmeckt mir nicht, esse ich nicht gern.** Wie fühlen Sie sich damit? Wonach greifen Sie? Was legen Sie mit welchem Gefühl in den Einkaufswagen? Versucht der kleine penetrante ernährungsapostolische »Gesundgnom« da oben in Ihrem Hirn noch immer zu intervenieren, und zwar auf Basis Ihres alten, pseudowissenschaftlichen Halbwissens zu gesunder Ernährung, zu dick- und krankmachenden Lebensmitteln? »Kauf besser noch mehr Obst und Gemüse, lass die Schokolade liegen, iss nicht schon wieder eine ungesunde Fertigpizza! Warum das Weißbrot statt Vollkorn?« Können Sie frei zugreifen oder fühlt es sich an wie ein »Kontrollverlust«? Versuchen Sie sich weiterhin an den Halt zu klammern, den das »sichere Gefühl, das Richtige, das Gesunde zu kaufen«, bislang gab? Fällt es schwer, loszulassen?

Das ist sicher ein ganz normaler Prozess, denn es kann ein Weilchen dauern, bis all diese störenden und antibiologischen, automatisierten und über die Jahre hinweg kultivierten Gedankenprozessketten »gesprengt« werden können. Aber das werden sie – wenn Sie Ihrem neuen Wissen und vor allem nun Ihrem Körper vertrauen.

Wie auch immer Ihr Supermarkt-Experiment ausging – wenn Sie sich gut, befreit und bereit fühlen, dann lesen Sie nun weiter … Einen erfolgreichen zweiten Teil auf der »Reise« zu Ihrem neuen Ess-Ich wünsche ich Ihnen!

# 19

## 5 AM START: GESUNDE LEBENSMITTEL GIBT ES NICHT!

Für alle, die sich noch nicht vollumfänglich von »gesunden« Lebensmitteln trennen können, folgen nun aktuelle Statements von fünf führenden internationalen (D-A-CH) »Staatsorganen der Ernährung«.

> »Wir brauchen keine rigiden Regeln und **keine Einteilung in gesunde oder ungesunde Lebensmittel.** Entscheidend ist, wie viel ich wovon esse.«
> *Harald Seitz, Leitung Referat Öffentlichkeitsarbeit, Bundeszentrum für Ernährung (BZfE) (März 2019)*

»Die generelle Einteilung in **gesund und ungesund finden wir schwierig**. Denn ob ein Lebensmittel letztendlich gesund oder ungesund ist, wird durch die aufgenommene Menge bestimmt.«
*Sonja Schäche, Leitung Presse- und Öffentlichkeitsarbeit, Deutsches Institut für Ernährungsforschung Potsdam-Rehbrücke (DIfE) (März 2019)*

»**Es gibt keine verbotenen Lebensmittel**. Die Kombination der Lebensmittel im richtigen Verhältnis macht eine ausgewogene Ernährung aus.«
*Thomas Krienbühl, Fachexperte Kommunikation, Schweizerische Gesellschaft für Ernährung SGE (März 2019)*

»**Lebensmittel sind nicht als ›gesund oder ungesund‹ zu werten**. Entscheidend für eine ausgewogene Ernährung sind die Menge, die Kombination und die Zubereitung von Lebensmitteln.«
*Mag. Alexandra Hofer, Geschäftsführung, Österreichische Gesellschaft für Ernährung (ÖGE) (März 2019)*

»**Eine Einteilung in gesunde und ungesunde Lebensmittel halten wir nicht für sinnvoll**. Entscheidend ist, wie viel ich wovon esse.«
*Antje Gahl, Leitung Referat Öffentlichkeitsarbeit, Deutsche Gesellschaft für Ernährung e. V. (DGE) (März 2019)*

Neben diesen »Big-5«-D-A-CH-Ernährungsinstitutionen sind auch die beiden großen Oecotrophologieverbände aus Deutschland und Österreich gleicher Meinung:

> »Von ›gesunden‹ oder ›ungesunden‹ Lebensmitteln zu sprechen, greift bei der Komplexität der Ernährung zu kurz. Populistische Empfehlungen einzelner so genannter ›gesunder‹ Lebensmittel oder gar Verbote vermeintlich ›ungesunder‹ Lebensmittel sind eher kontraproduktiv und können zu ›Consumer Confusion‹ führen.«
> *Dr. Andrea Lambeck, Geschäftsführerin, BerufsVerband Oecotrophologie e. V. (VDOE) (Mai 2019)*

> »Die Beziehung zwischen Mensch und Lebensmittel ist zu komplex, um daraus eine hilfreiche Einteilung in gute und schlechte Lebensmittel ableiten zu können.«
> *Mag. Andreas Schmölzer, 1. Vorstandsvorsitzender, Verband der Ernährungswissenschafter Österreichs (VEÖ) (Mai 2019)*

Und so lautet der **offizielle Konsens: Die generelle Einteilung in gesunde und ungesunde Lebensmittel ist – Nonsens.**

# PHASE II

## NEUSTART BESTES ESSEN

Initiating ... Reinkarnation Ihres Ess-Ichs

# 20

## ES KANN NUR EINEN GEBEN ...
## IHREN KÖRPERNAVIGATOR

Ende 2018 titelte die FAZ: »Die Ernährung sagt heute oft so viel über die Persönlichkeit aus wie die Kleidung, das Auto oder die Einrichtung. Was dabei verlorengeht, ist das Gefühl für den eigenen Körper.«

Das wäre sehr bedauerlich, denn haben Sie sich schon mal gefragt: »Wer außer meinem Körper kann wissen, welches Essen für mich gut und gesund ist?« Die Antwort für gesunde Menschen ist einfach: Niemand. Denn **jeder Mensch is(s)t anders.** Darum ist das Vertrauen in den eigenen Körper die bessere Wahl als Essen nach Regeln, die der Fantasie findiger Forscher entsprungen sind. Voraussetzung dafür ist natürlich, dass man einen guten Draht zu seinem Innersten hat, zu den Gefühlen **Hunger, Lust, Sattheit** und **Verträglichkeit.**

Dieses Gefühlsquartett bildet Ihren ganz persönlichen intuitiven **Körpernavigator**. Wer diese essenziellen Emotionen zur Lebenserhaltung gut kennt, der kann beim Essen auf sein einzigartiges Körperwissen über den Wert von Nahrung vertrauen, das mit jedem Essen lebenslang wächst. Diese »kulinarische Körperintelligenz« **Ihres Köpernavigators** ist sozusagen das somatische Nahrungsgedächtnis und wird gespeist aus allen Mahlzeiten, die ein Mensch in seinem Leben zu sich nimmt. Für die Speicherung der zahlreichen Informationen in dieser »Nährstoffdatenbank« hat unser Körper zwei eng verschaltete Gehirne zur Verfügung, die ständig miteinander kommunizieren: das Bauchhirn (»enterisches Nervensystem« [ENS], das mit seinen 100 Millionen Nervenzellen mit vier- bis fünfmal mehr Neuronen als das Rückenmark arbeitet!) und unser Kopfhirn. Das ENS ist übrigens ein hochkomplexes »Organ«, an dem viele Wissenschaftler weltweit intensiv forschen. So haben beispielsweise US-Forscher der Duke-Universität in Durham/North Carolina auf Zellen der Darmschleimhaut Verknüpfungsstellen zwischen Nervenzellen (»Synapsen«) entdeckt, die ohne Umwege eine direkte Verbindung zum Gehirn herstellen. Die im wissenschaftlichen Topjournal *Science* vorgestellten Erkenntnisse »machen den Darm gewissermaßen zum größten Sinnesorgan des menschlichen Körpers«, prophezeite das *Deutsche Ärzteblatt* im September 2018. Studien allein über das ENS könnten Bücher füllen …

Jedoch gilt weiterhin unabhängig von all diesen Erkenntnissen: Wie fast alles in der Ernährungswissenschaft lässt sich auch die kulinarische Körperintelligenz, übrigens ein frei erfundener Begriff, nicht nachweisen. Von ihrer Existenz weiß man nur aus eigener, gelebter Erfahrung. Ein paar Beispiele: Warum …

- … schmeckt dem einen Rosenkohl und Schwarzwurzel, dem anderen jedoch wird davon speiübel?
- … essen manche Menschen gern und viel Vollkornbrot, andere hingegen bekommen davon böse Blähungen?
- … gibt es passionierte Frühstücker genauso wie Menschen, die morgens keinen Bissen runterkriegen?
- … mögen manche Fisch und Gambas, andere können damit überhaupt nichts anfangen respektive vertragen »Meereskost« nicht?
- … essen Chocoholics unheimlich gern und viel Schokolade, die »Süßaversiven« aber reizen Süßigkeiten nicht die (Kakao-)Bohne?
- … gibt es wahre Chili-Liebhaber, die »ohne scharf nicht leben können«, oder Knoblauch-Aficionados und diejenigen, die scharf überhaupt nicht abkönnen und beim Geruch von Knoblauch am liebsten aus dem Fenster springen?
- … haben Menschen Lieblingsessen, deren wahren Genuss nur sie selbst erleben können?

Diese Fragenliste ließe sich endlos fortsetzen, aber die Botschaft bleibt stets die gleiche: Jeder Mensch hat sein ganz persönliches Essverhalten mit individuellen Vorlieben und Abneigungen. Allein schon deshalb sind allgemeine Ernährungsregeln völliger Nonsens (ganz zu schweigen von fehlenden Beweisen). Sie erinnern sich: Genauso gut könnte die fiktive »Deutsche Gesellschaft für Geschlechtsverkehr e. V.« allgemeine Sexregeln einführen – idealer Partner, ideale Stellung, beste Dauer, gesundes Umfeld und so weiter. Auch das wäre hanebüchener Blödsinn, denn Sex *und* Essen sind die beiden elementaren Urtriebe, die sich nicht standardisieren lassen.

Kombiniert mit dem Wissen der fehlenden Beweise aller Ernährungsregeln hat die These der »kulinarischen Körperintelligenz« ein Ziel: über das eigene Essverhalten nachzudenken, zu reflektieren, um anschließend als mündiger Essbürger mit eigener Meinung zu entscheiden: Glaube ich weiterhin an nicht bewiesene Ernährungsregeln, oder vertraue ich beim Essen besser auf meinen eigenen, einzigartigen Körpernavigator? Um es an dieser Stelle nochmals deutlich zu sagen: Es geht hier nicht darum, statt der regelkonformen Ernährungsweisheit eine andere, nur eben köpervertraute Ernährungsweisheit aufzutischen. Diese elementare Entscheidung sollte jeder für sich selbst treffen. Denn die »Ess-Wahrheit« liegt nur in jedem Körper selbst. Es gibt keine gesunde Ernährung für alle.

 **FAZIT**

Jeder Mensch is(s)t anders – daher kann nur der eigene Körpernavigator wissen, welches Essen gut und gesund für dieses eine »kulinarische Körperunikat« ist.

# 21

## HUNGER IST DER CHEF(-KOCH)!

Sollte Ihre Entscheidung »pro« ausgefallen sein, also künftig beim Essen auf den eigenen Körper zu vertrauen statt auf Ernährungsregeln, so lautet die konsequente Frage: Wie macht man das?

Ganz einfach: **Essen Sie nur dann, wenn Sie echten Hunger haben, und zwar nur das, was Ihnen schmeckt und was Sie gut vertragen.** Dieser These hatte 2010 überraschenderweise auch die Deutsche Gesellschaft für Ernährung (DGE) zugestimmt: »Ganz grundsätzlich und für gesunde Menschen stimmt seine [Knops] These vermutlich« (*Reutlinger General-Anzeiger*). Mit dem echten, dem körperlichen Hunger signalisiert Ihnen Ihr Organismus: Ich brauche Nährstoffe! Welche, das spürt man daran, worauf man Lust hat. Die Frage nach dem echten Hunger wird in der Wissenschaft übrigens kontrovers diskutiert: Was ist eigentlich Hunger, kennen wir überhaupt noch Hunger, wie messen wir Hunger? Für solch abstrakte Diskussionen sollten wir uns nicht weiter interessieren.

Die Frage ist vielmehr: Kennen *Sie* Ihren echten, den körperlichen Hunger? Kennen Sie auch Ihren emotionalen Hunger? Diese beiden unterschiedlichen Hungergefühle sollten bekannt und differenzierbar sein. Wer lange nichts gegessen hat, dem wird sein Körper irgendwann klarmachen: »Hey, ich brauch was zwischen die Kiemen!« Man wird dann sehr stark auf das Bedürfnis Nahrungssuche fixiert und dabei gar ein wenig forsch-frech seiner Umwelt gegenüber; denn alles andere ist zweitrangig, wenn der Körper nur ein Ziel priorisiert: Essen! Der Hunger ist das essenziellste Gefühl des **Körpernavigators**: Denn nur wer mit spürbarem, echtem Hunger isst, bekommt von seinem Körper die entsprechende volle Dosis an Wohlgefühl serviert, die das hirneigene Belohnungszentrum spendiert. Je größer der Hunger, desto geiler der Genuss! So genial einfach ist das natürliche Glückssystem.

## HUNGER AUSREIZEN!

Wenn Sie dieses Gefühl nicht mehr wirklich kennen, gibt es einen einfachen Weg »back to the bodyroots«: Reizen Sie Ihren echten Hunger aus. Essen Sie nichts, solange Sie nicht sicher sind: »Ja, das ist der echte, der körperliche Hunger.« Sie werden ihn irgendwann spüren. Ganz bestimmt. Und dann kennen Sie ihn wieder. Wenn Sie beispielsweise morgens immer aus Routine frühstücken, aber denken und fühlen: »Eigentlich habe ich gar keinen richtigen Hunger«, dann lassen Sie das Frühstück einfach mal weg. Ihr Hunger wird sich

sicher bis spätestens mittags melden – und zwar der echte
Hunger, und zwar so richtig. Sie werden ihn spüren, denn er
übernimmt dann schnell die Kontrolle über das, was Sie tun.

Im Vergleich dazu sollte man auch das »Gegenstück« kennen: den seelischen Hunger (neudeutsch: *Emotional Eating).*
Diese Form des Essens dient dazu, die Psyche zu füttern und
damit zu beruhigen. Essen aus Stress, Frust, Einsamkeit, Trau-
rigkeit oder Langeweile oder einer diffusen Mischung aus verschiedenen Gründen. Dieses »Problemfuttern« ist auf Dauer
nicht empfehlenswert, denn dadurch kann das Körpergewicht
schnell, unnötig und unnatürlich steigen – und der Frust wird
noch größer. Ein Teufelskreis beginnt. Und aus diesem wieder
herauszukommen, das kann richtig schwer werden. Emotional
Eating sollte daher eine seltene Ausnahme bleiben. Wer also
den Unterschied zwischen echtem und seelischem Hunger
kennt, der kann gegensteuern: Statt aus Frust hungerfrei die
Chips zu futtern, lieber etwas anderes zur Kompensation der
schlechten Gefühlslage unternehmen!

 **FAZIT**

Beim Essen ist der echte, biologische Hunger das primäre
Leitgefühl Ihres Körpernavigators. Lernen Sie diesen essenziellen, instinktiven Urtrieb wieder kennen! Denn nur wer
mit echtem Hunger isst, ernährt seinen Körper so, wie er
es braucht. Und nur mit echtem Hunger spürt und genießt
man, wie lecker ein richtig gutes Essen wirklich schmeckt.
Und nicht nur das:

»Es ist ratsam, wieder deutlicher auf die eigenen Körpersignale von Hunger und Sättigung achten zu lernen und das
Essverhalten davon leiten zu lassen. Wenn ein gesunder und
normalgewichtiger Mensch, der bis dato keine Probleme

hatte, interozeptive* Signale gut zu spüren und zu interpretieren, nach den Feiertagen und der Weihnachtszeit einmal Gewicht zugelegt hat, weil er zu viel gegessen hat, dann ist das nicht allzu tragisch. Es ist zu erwarten, dass sich sein Essverhalten und Gewicht relativ leicht wieder auf das bislang ungestörte Essverhalten und damit auch das gewohnte Gewicht einpendeln werden. Diese Menschen haben üblicherweise keine ausgeprägten Probleme mit der Wahrnehmung ihrer körperlichen Rückmeldungen und ebenso nicht mit der Selbstregulation ihres Verhaltens«, erklärte Prof. Beate M. Herbert, Diplom-Psychologin, Professorin für Biologische Psychologie & Klinische Psychologie an der Hochschule Fresenius in München und Privatdozentin an der Eberhard Karls Universität Tübingen, im Februar 2019 auf dem Wissenschaftsblog »Rückmeldungen aus dem Körper wieder mehr Gehör schenken« der Hochschule Fresenius.

---

* Interozeption: Wahrnehmung und Verarbeitung von internen körperlichen Signalen und deren Relevanz für das körperliche Selbsterleben. Im Vordergrund steht dabei die Fähigkeit des Menschen, Signale wie Hunger- oder Sättigungsgefühle wahrzunehmen.

# 22

## Reiz ihn aus: Hab Hunger!

Wie schmeckt Ihr Lieblingsessen, wenn Sie richtig hungrig sind? Und wie, wenn Sie nur wenig Hunger haben? Das Sprichwort »Hunger ist der beste Koch« verdeutlicht den Stellenwert der wichtigsten »Zutat« beim Essen sehr gut. Ohne echten Hunger schmeckt nichts so gut, wie es könnte! Daher sollte jeder Mensch in grundsätzlich abgesättigten Gesellschaften wie der unseren dieses essenzielle Gefühl in seiner Gänze aus- und erleben. Die entsprechende Aufforderung kann nur lauten: **Ein Tag der Woche gehört dem echten ausgereizten Hunger!**

»Befrei den Hunger in dir! Hol die Essgier raus! Lass das Stöhnen aus der Tiefe des Bauches frei, denn es ist einfach zu schade, dieses grandiose Gefühl des Wohlempfindens nur halbstark wachsen oder gar verkümmern zu lassen.« Nehmen

Sie sich daher einen Tag in der Woche die Freiheit, Ihren Hunger richtig auszureizen, bis Sie sprichwörtlich »vor Hunger sterben«, und dann schlemmen Sie Ihr absolutes Lieblingsessen. Egal ob allein, mit dem Partner, mit guten Freunden. Hauptsache, ohne Zwänge, ohne Normen, ohne unterdrücktes Stöhnen. Lassen Sie einfach das instinktive Menschentier in Ihnen essen und genießen Sie mit allen Sinnen. Oder wie das bereits bekannte FAZ-Vorwort forderte: »Feiert Orgien mit Messer und Gabel!« Sie werden sehen: Das macht richtig Spaß und zeigt, zu welchen Belohnungsschüben unser Hirn imstande ist, wenn wir seine essenziellen, ausgereizten Bedürfnisse befriedigen. Und nun sind Sie dran ...

## Welche »Geschmacksflashs« haben Sie erlebt?!

Wie fühlt es sich an, wenn Sie »vor Hunger sterbend« Ihr Lieblingsessen verspeisen? Welche »Geschmacksflashs« haben Sie erlebt?! Wie endet der folgende Satz für Sie? »Wenn ich mit Riesen-Hunger esse statt mit wenig Hunger, dann ist das ein Unterschied wie ...«

**FAZIT**

Lass den echten Hunger aus dem Bauch! Einmal in der Woche ist Heavy-Hunger-Day ...

Wichtiger Hinweis: Natürlich tragen nur Sie als mündiger Essbürger die volle Verantwortung für Ihr Handeln, wenn Sie Ihr persönliches Hunger-Experiment erleben.

# 23

## HUNGERGEFÜHL – IHR KÖRPERNAVIGATOR ZUM WUNSCHGEWICHT?

Grundsätzlich gilt, Sie haben es bereits gelesen: Etwa 70–80 % unseres Körpergewichts sind Schätzungen zufolge genetisch festgelegt. Die Natur will immer Vielfalt innerhalb einer Spezies, und demnach bringen wir Dicke wie Dünne auf die Welt und alle Gewichtsklassen dazwischen. Wenn Sie also beim Essen auf Ihren Körper hören und optisch nicht in die aktuelle Modelschablone passen, dann wird das wohl an Ihrem Erbgut liegen. Möchten Sie dieses, Ihr natürliches Gewicht reduzieren, dann sollten Sie wissen: Sie beginnen einen **lebenslangen** Kampf gegen Ihren eigenen Körper, der nur sehr schwer zu gewinnen ist. Diäten sind dabei auf jeden Fall zu meiden, denn

– auch das wissen Sie bereits aus Kapitel »Machen dick & krank: Diäten« – zwischen 80 und 90 % aller Abnehmversuche scheitern. Viele Menschen werden danach sogar noch schwerer.

## WO EIN WILLE, DA EIN WEG?

Doch einige wenige schaffen das, wovon viele vergeblich für immer träumen: Sie planen abzunehmen, ziehen das Projekt durch und nehmen ab – und: Sie bleiben dann **dauerhaft** auf diesem neuen Niveau. Klar ist: Abnehmen kann jeder, aber das reduzierte Gewicht halten, das ist die große Schwierigkeit (siehe Kapitel 15). Bei allen, die schon unzählige Diäten erfolglos ausprobiert haben und die immer dicker statt dünner wurden, drängt sich natürlich die Frage auf: Was machen die erfolgreichen Abspecker anders? Was hat den magischen Schalter umgelegt? Welches einschneidende Erlebnis sorgte dafür, dass es klick gemacht hat? Warum erfindet sich jemand quasi neu, legt sein altes Ich buchstäblich ab und erschafft sich eine neue Identität? Die Antwort auf diese Fragen können immer nur die »Betroffenen« selbst geben, denn hier spielt ein individueller Mix aus Psychologie (Wille) und Physik (Kalorienbilanz) die entscheidende Rolle. Gemeinsam ist allen Erfolgreichen sicher eines: Sie haben sich auf ein **lebenslanges** Projekt eingelassen. Ihr Wille, ihr Leben von Grund auf zu ändern, hatte die Priorität Nummer eins, und die Entscheidung, ab jetzt viel Energie und Zeit in das »neue Ich« zu investieren, war unumstößlich. Ob dieser Weg letztlich zu mehr Zufriedenheit und Gesundheit führt, das wird sich zeigen …

## ELIMINIERE EMOTIONAL EATING!

Welche persönlichen Gründe auch immer ausschlaggebend für den dauerhaften Entfettungserfolg waren, kopierbar sind die stets individuellen Erfolgsgeschichten nicht, denn es gibt kein allgemeingültiges Patentrezept. Worauf jedoch jeder, der abnehmen möchte, eine Antwort haben sollte, das ist die Frage: *Warum* esse ich eigentlich gerade? Denn eine zentrale Rolle in puncto Gewichtsentwicklung und -reduktion spielt das hungerfreie Essen, das *Emotional Eating*: Daher sollte man statt einer Diät zuerst sein Leben nach Situationen durchleuchten, in denen man »kompensatorisch« isst – also ohne eigentlichen Hunger, sondern aus psychischen Gründen, oder oft auch einfach nebenbei. Die Frage lautet dann: Warum esse ich, obwohl mein Körper keinen Hunger hat? Aus Langeweile oder Einsamkeit, aus Routine, Frust oder Stress? Will ich meine Seele füttern? Anschließend sind die Gründe des frisch entlarvten hungerfreien Essens zu eliminieren, und wer dann statt Emotional Eating nur noch bei echtem Hunger isst, wird sicher einige überflüssige Kilos von ganz allein verlieren. Für viele ist dieses »pathologische Seelefüttern« nicht so einfach abzuschütteln – in dem Fall bietet sich professionelle psychologische Hilfe an, um das hungerfreie Essen aus dem Leben zu verbannen. Denn dieser kompensatorische Nahrungsverzehr, um negative Gefühle temporär totzufuttern und herunterzuschlucken, ist ein großes Problem bei Adipositas (Fettleibigkeit). So konnte Ende 2011 die University of California zeigen, dass mehr Achtsamkeit für die eigenen Körpersignale wie Hunger, Sattheit und Genuss dabei hilft, überflüssiges Gewicht langfristig zu verlieren. Ohne spezielle Diäten.

## ABNEHMEN MIT HUNGER?

Diesbezügliche Erkenntnisse lieferten Forscher aus Florenz bereits im Februar 2010: Übergewichtige, die nur dann essen, wenn sie echten Hunger verspüren, können langfristig abnehmen. Durch das Training des echten Hungergefühls verloren sie auch noch mehrere Jahre nach der Studie kontinuierlich an Gewicht. »Statt sich einer Diät mit unsicheren Erfolgschancen zu unterziehen, könnte in Zukunft das Training des eigenen Hungergefühls ein Schlüssel zum nachhaltigen Abnehmen sein«, lautete das Studienfazit des unabhängigen aid infodienstes aus Bonn. Dem entsprechen auch die Forschungsergebnisse von US-Psychologinnen, dass natürlich Schlanke fast nur dann essen, wenn sie echten Hunger haben. Und Prof. Susanne Klaus vom Deutschen Institut für Ernährungsforschung rät im *Focus*, sich vor dem Essen zu fragen: »Habe ich jetzt wirklich Hunger?« Nur wer diese Frage ehrlich mit »Ja« beantwortet, sollte essen – und kann so sicher auch die *SWR*-Empfehlung von Prof. Peter Glanzmann, Psychologisches Institut der Universität in Mainz, umsetzen: »Lernen, das Hungergefühl als Lebenszeichen zu genießen.« Dieser Genuss sollte generell nie zu kurz kommen, denn Essen zur Hungerstillung ist Genuss zur Lebenserhaltung. Es ist dabei weniger wichtig, was man isst, sondern dass man beim Essen ein richtig gutes Gefühl hat. Und je größer der Hunger, desto stärker spürt man das gute Gefühl beim Genuss einer köstlichen Mahlzeit.

## DIE MEHRHEIT KENNT DEN HUNGER

*Gut zu wissen*: Die Auswertung einer Dreiländer-Online-Umfrage in Deutschland, Österreich und der Schweiz mit knapp 2.700 Teilnehmern ergab: 61 % der Menschen kennen ihren echten, den körperlichen Hunger. Dieses Ergebnis bestätigt eine repräsentative Befragung der Gesellschaft für Konsumforschung (GfK), bei der 76 % der Befragten angaben, ihren echten Hunger zu kennen. Beide Umfragen widersprechen damit übrigens der Vermutung aller Gegner des intuitiven Essens, viele Menschen hätten den Zugang zum Hungergefühl verloren.

 **FAZIT**

Essen Sie nur dann, wenn Sie echten, den körperlichen Hunger haben, und zwar nur das, worauf Sie Lust verspüren, was Ihnen richtig lecker schmeckt und was Sie gut vertragen – vertrauen Sie auf Ihren intuitiven Körpernavigator. Wenn Sie dann auch lernen, wann Sie wirklich satt sind, kann das der Schlüssel zum körperlichen Wunsch- und Wohlfühlgewicht sein.

Schlanker Hinweis: Einen Digestif zu diesem Themenkomplex finden Sie im noch folgenden Kapitel »Neue Studien zur intuitiven Ernährung«.

# 24

## So einfach: Ihr bestes Essen aller Zeiten!

Nach der intensiven Vorstellung des essenziellsten aller Urtriebe, der wichtigsten Emotion zur Lebenserhaltung und des Leitgefühls Ihres Körpernavigators, des Hungers, folgt nun die finale Zusammenfassung der relevanten Kriterien für Ihr persönliches bestes Essen aller Zeiten:

### Jeder Mensch is(s)t anders!

→ Ihr Essen ist so individuell wie Ihr Fingerabdruck.

→ Es gibt daher so viele gesunde Ernährungen, wie es Menschen gibt, denn: Jeder Mensch is(s)t anders.

→ Vertrauen Sie beim Essen nur auf sich selbst.

→ Hören Sie auf Ihren eigenen Körpernavigator.

→ Nehmen Sie die Signale Ihres Körpers bewusst wahr.

## DIE BASICS DES BESTEN ESSENS

Essen Sie nur ...

⊘ wenn Sie Ihren echten, den körperlichen HUNGER spüren.

⊘ worauf Sie LUST haben & was Ihnen gut SCHMECKT.

⊘ was Sie gut VERTRAGEN (essenziell!).

ESSEN SIE, BIS SIE SATT SIND.
GENIESSEN SIE MIT ALLEN SINNEN.

**Reizen** Sie immer mal wieder Ihren HUNGER **aus,** um das Gefühl kennen zu lernen und differenzieren zu können zwischen echtem Essen und ...

⊘ Emotional Eating ... aus Stress, Frust, Kummer?

⊘ Gewohnheit/»Routine-Frühstück«?

Je GRÖSSER der Hunger, desto BESSER schmeckt das Essen!

⊘ Kennen Sie Ihr persönliches »**Stöhnen aus der Tiefe des Bauches«,** mit dem Ihr Körper Sie mit Wohlgefühl belohnt, weil Sie das Richtige gegessen haben?

## FLANKIERENDE ESSENCIALS

→ Keine Lebensmittel sind verboten.

→ Alles ist erlaubt.

→ Es gibt keine »festen« Mahlzeiten.

→ Sie entscheiden ganz allein, wann, was und wie viel Sie essen.

Kulinarischer Tipp: Lassen Sie sich immer wieder von bis dato unbekannten Genüssen inspirieren und **probieren** Sie stets **Neues** aus der immensen lukullischen Vielfalt.

Ja, es ist wahr, so einfach ist es, die einzig richtige Ernährung für Sie persönlich aus dem Wildwuchs an Besser-Esser-Hypes »herauszufiltern«. In diesem Sinne: Guten Hunger & volles Vertrauen in Ihren Körpernavigator – und künftig … einfach intuitiv essen!

Nachtisch: Wer gern weitere Details zu dieser kompakten Anleitung wünscht, dem sei das Kapitel »Das Einmaleins des Körpernavigators« ab Seite 225 empfohlen. Hier erhalten Sie zahlreiche Details zur Umsetzung des besten Essens aller Zeiten auf Basis intuitiver Verhaltensweisen.

# 25

## ESS-EPILOG: POSTFAKTISCHE FILTERBLASE

Wenn Sie auf dieser Seite angekommen sind, sinnieren Sie doch einmal kurz: Bevor Sie dieses Buch gelesen haben – was glaubten Sie über gesunde Ernährung, Besser-Esser-Hypes und die Dickmacher-Diäten zu wissen? War Ihnen bewusst, dass sämtliche Ernährungs(nase)weisheiten auf Korrelationen beruhen, aber nicht auf Kausalevidenzen? Hätten Sie gedacht, dass es (theoretisch) so einfach und mit wenigen »Regeln« möglich ist, die einzig richtige Ernährungsweise für Ihr persönlich bestes Essen aller Zeiten zu finden und danach zu leben?

# Und was denken Sie jetzt?

Nach Lektüre des Buchs sollte klar sein, dass der noch immer massiv grassierende Ernährungswahn in unserer Gesellschaft nichts, aber auch gar nichts mit wissenschaftlichen Fakten zu tun hat und in keiner Weise auf fundierten Erkenntnissen der Forschung basiert. Es gibt keinen einzigen Beweis, dass irgendeine Ernährung gesünder oder ungesünder ist, geschweige denn existieren entsprechende Belege für einzelne Lebensmittel oder gar Inhaltsstoffe.

Stattdessen sind wir mitten im postfaktischen Zeitalter angekommen. Bereits Ende 2016 hatte diese Hipvokabel Hochkonjunktur: postfaktisch. Der Begriff, von der Gesellschaft für deutsche Sprache zum »Wort des Jahres 2016« gekürt, beschreibt Zeiten, in denen sich die Menschen in ihrer Wahrnehmung und Realitätsfindung nicht mehr nach wissenschaftlichen Evidenzen, also harten, bewiesenen Fakten, richten, sondern sich von Gefühlen leiten lassen. Doch diese gefühlte Realität namens »Postfaktizität« ist alles andere als neu, denn deren längsten weißen Bart hat: die Realität zu gesunder Ernährung. Die Wahrnehmung und das Wissen zu gesunder Ernährung ist Postfaktizität in Reinform – denn hier dominieren Glaube und Emotion, Wille, Wunsch und Wahn über Wirklichkeit und Wissen, über Evidenz. Und das schon seit Jahrzehnten, de facto seit Existenz der Ernährungsforschung und Ernährungs-PR-opaganda. Warum, das wissen Sie jetzt. Dazu passt perfekt das Schweizer Wort des Jahres 2016: Filterblase. Kurz erklärt: In einer Filterblase sehen die Menschen nur noch »ihre eigenen Realitäten«, denn sie bekommen von den Algorithmen der sozialen Netzwerke nur noch Nachrichten kredenzt, die ihr Weltbild bestätigen –

dadurch polarisiere sich die Gesellschaft, so die These. Im Bereich Ernährung passt es doppelt: Viele Besser-Esser und Ernährungsapostel leben in ihrer **postfaktischen Filterblase**, die gespeist von Fakenews, Hypothesen und Fehlinterpretationen gepaart mit selektiver Wahrnehmung dazu führt, dass Low Carber glauben, Kohlenhydrate und Zucker seien böse, dass Vegetarier alles Tierische als gefährlich ansehen und für die Clean Eater verarbeitete Lebensmittel der essbare Sargnagel auf dem Teller sind.

Das Fazit kann also nur lauten: Keiner muss und sollte Angst vorm »Essen der anderen« haben. Es ist nicht mehr als heiße postfaktische Luft in der entsprechenden Filterblase. Stattdessen ist essenziell: Erfreuen Sie sich an dem reichhaltigen Angebot, aus dem wir derzeit in bester Qualität und höchster Sicherheit in »Schlaraffia Germania/Helvetia/Austria« schöpfen können, und respektieren Sie die vielfältigen Lebensmittel als die kulinarische Grundlage, die uns ein Leben ohne Hunger und Mangel ermöglicht. Denn das war nicht immer so.

Der Wahnwitz rund um das »einzig richtige Essen« einerseits und die Angst vor dem »falschen Essen« andererseits sind nicht mehr als frei erfundener Hokuspokus, der Menschen auf der Suche nach Glauben, Halt, Orientierung und Persönlichkeitsfindung als Eckpfeiler eines komplexen Lebens dient. Davon profitieren Lobbyverbände und Ernährungsgurus, die alle nur erdenklichen Produkte für die jeweilige Spezialernährung verkaufen: Bücher, Lebensmittel, Filme, Gerätschaften, Mitgliedschaften, Zeitschriften, Messen – einfach alles, was man braucht, um an der entsprechenden »kulinarischen Diaspora« teilzuhaben. In dem Maße, wie ich an die »Kraft meiner Spezial-Ernährung« glaube, mich an deren Regeln halte, zu deren »geschlossener Gesellschaft« dazugehöre und mich mit meinen Mitstreitern gegen das »Essen der anderen« verschwöre, in dem Maße erfüllt mich das Essen mit einer neuen Identität und verschärft die Profilierung meiner selbst. Das kann bis zu einer pseudoreligiösen Vergötterung des Essens führen, die keine anderen »Götter« (Ernährungsformen) neben sich duldet.

In einer im wahrsten Sinne des Wortes abgesättigten Gesellschaft erscheint diese externe, meist moralinsaure ideologisch-ethische Aufladung des elementarsten Grundbedürfnisses »Essen« wie ein paradoxer Luxus der Wohlstandsgesellschaft: Je mehr wir haben, je besser es uns geht, auf desto mehr wollen wir verzichten, um »glücklich und gesund« zu essen. Die 821 Millionen unterernährten Menschen auf Erden, die gemäß FAO-Ernährungsbericht 2018 noch immer hungern, würden sich vor Unglauben und Verwunderung die Augen reiben, wenn sie diese »kulinarischen Glaubenskriege« miterleben müssten – und das zu Recht.

 **FAZIT**

Überlassen Sie Ernährungswahn und Besser-Esser-Hybris denen, die sie als Orientierungshilfe und Persönlichkeitskrücke in ihrer postfaktischen Filterblase zum Überleben brauchen. Sie wissen jetzt besser, worauf es wirklich ankommt. In diesem Sinne: Gute Körpernavigation!

# 26

## DAS EINMALEINS DES KÖRPERNAVIGATORS

Als kompakten Abschluss dieses Buchs finden Sie nachfolgend das Einmaleins des Körpernavigators, das die wesentlichen Erkenntnisse der vergangenen 12 Jahre (2007–19) Ernährungsforschung und der Analyse von weit über 5.000 Studien liefert.

Dieses »Einmaleins« ist für den praktischen Ess-Alltag gedacht – sozusagen die detaillierte Erweiterung der Basisanleitung für Ihr bestes Essen aller Zeiten (Kapitel 24). Man könnte die folgende Übersicht auch den kleinen »Praxisleitfaden für intuitives Essen« nennen – natürlich völlig unverbindlich, Sie wissen ja: Es gibt so viele gesunde Ernährungen, wie es Menschen gibt, denn: Jeder Mensch is(s)t anders.

Suchen Sie sich also daraus genau die Empfehlungen aus, mit denen Sie sich identifizieren, die in Ihr Leben passen und die Ihnen Spaß machen. Was Ihnen nicht gefällt oder für Sie persönlich unpassend ist – ignorieren Sie es einfach.

Essen nach Ihrem Körpernavigator ist weder ein Dogma noch nach homogenisierten Gleichschaltungsregeln zu (er-) leben – sondern stets eine ganz individuelle Entscheidung. In diesem Sinne: Viel Spaß bei Ihrer persönlichen Auswahl!

1. **Essen Sie nur ...**

   ⊘ wenn Sie echten Hunger haben.

   ⊘ worauf Sie Lust haben.

   ⊘ was Ihnen schmeckt und gut bekommt/was Sie gut vertragen.

Mit diesen Gefühlen stellt Ihre kulinarische Körperintelligenz sicher, dass Ihr Körper genau die Nährstoffe erhält, die er benötigt. Essen Sie nicht nach Uhrzeiten oder Gewohnheiten, sondern nach Ihren intuitiven Bedürfnissen. Ihr Hungergefühl sagt Ihnen, was und wann.

Und vor allen Dingen: Haben Sie keine »Angst« vor Ihren Hungergefühlen! Auch wenn Ihr Körper Lebensmittel und Gerichte fordert, vor denen Sie sich bisher aus »ungesunden Gründen« gehütet haben, die Sie gemieden haben – denken Sie einfach daran: alles nur fremdbestimmt eingeimpfte Ernährungspropaganda, es gibt keine Beweise für »böses Essen«! Ihr Körper weiß es besser, definitiv.

Aber es kann dauern, bis Sie Ihrer Essintuition vollumfänglich vertrauen. Lassen Sie sich also Zeit, machen Sie sich keinen Druck. Ob es zwei Wochen oder zwei Monate dauert, egal, aber seien Sie sicher: Es lohnt sich! Denn intuitiv essen ist die natürlichste Form der Ernährung.

2. **Es gibt grundsätzlich weder »gesunde Nahrungsmittel« noch »ungesundes Essen«.** Allein die Menge ist entscheidend. Alles ist erlaubt. Es gibt keine Verbote, keine Regeln. Ihre kulinarische Körperintelligenz reguliert Ihr Hunger- und Lustempfinden nach den erforderlichen Nährstoffen. Dementsprechend abwechslungsreich und ausgewogen ernähren sich echte intuitive Esser.

Streichen Sie also am besten Ihr gesamtes »gefährliches Halbwissen« zu gesunder Ernährung aus Ihrem Kopf – es stört nur beim intuitiven Essen! Diese »zerebrale Elimination« ist nicht einfach und es dauert, bis der kleine fiese, stets »warnende Ernährungsapostel« aus unserem Hinterkopfhirn (schlechtes Gewissen) verbannt ist. Aber dann ist Ruhe beim Einkauf. Denn ist der kopfeigene E-Apostel erst einmal vom Synapsenhof gejagt, dann stört Sie niemand mehr mit nervendem Hinterfragen, wenn Sie Ihr Lieblingsessen kaufen. Freiheit im Hirn!

3. **Ignorieren Sie alle Meldungen zu »gesundem Essen«** – oder lachen Sie darüber, denn: Gesund ist nur, was Ihnen schmeckt, nicht, was als gesund dargestellt wird.

4. **Wir sind evolutionsbiologisch weder Vege- noch Carnetarier und sicher auch keine Veganer.** Der Mensch ist ein natürlicher »Allesfresser« (Omnivore) – das ist ein ganz entscheidender Vorteil für eine Spezies, denn es bedeutet: breites Nahrungsspektrum = gut fürs Überleben & Weiterentwickeln! Daher verbieten Sie sich grundsätzlich nichts. Jedes Nahrungsmittel, das Ihnen schmeckt, ist grundsätz-

lich erlaubt – denn es kommt weniger darauf an, was Sie essen, sondern wie Sie sich dabei fühlen: je besser, desto besser.

5. **Lassen Sie sich beim Essen nicht groß ablenken und schmecken und genießen Sie bewusst mit allen Sinnen** – setzen Sie dabei besonders Ihr einziges Sinnesorgan mit direktem Kontakt ins hirneigene Belohnungszentrum (limbische System) ein: die Nase. Ergo: Riechen Sie, »inhalieren« Sie die Düfte der Speisen. Wenn Sie essen, dann essen Sie. Genießen Sie jede Mahlzeit, und zwar in Ihrer Verzehrgeschwindigkeit. Zur kulinarischen Entschleunigung des Alltags gönnen Sie sich die Zeit, die Sie brauchen – essen Sie ohne Hektik, ohne Termindruck. Ob allein oder in Gesellschaft – auch das obliegt Ihrer Präferenz. Es gibt dabei kein Besser oder Schlechter.

6. **Sorgen Sie für Ihre ganz persönliche »Essthetik«** – das Essen muss so aussehen, dass es Ihre Vorfreude steigert, denn Ihr Auge isst mit. Auch hier: Genuss mit allen Sinnen.

7. **Elementar: Essen Sie sich satt!** Denn das ist das Ziel der Nahrungsaufnahme; verbunden mit einem entspannenden Wohlgefühl als »körperlicher Belohnung« zur Lebenserhaltung. Achtung: Wenn Sie häufig aufhören, bevor Sie satt sind, züchten Sie sich ein andauerndes, unterschwelliges Hungergefühl, das sich irgendwann sein Ventil in Heißhunger & Fressattacke sucht. Nicht gut.

Hören Sie nach dem Sattsein in sich hinein: Alles klar »down under« im Bauchbereich? Fühle ich mich gut? Wie hoch war der Genusslevel – ausreichend, befriedigend, sehr gut oder eher »nach oben hin weit offen«?

8. **Sorgen Sie mit neuen Kreationen immer wieder für Abwechslung auf dem Teller** – das erweitert Ihre kulinarische Körperintelligenz. Angenehmer Nebeneffekt: Neues entdecken belohnt Ihr Gehirn mit Glücksgefühlen. Welche Nationalküche haben Sie noch gar nicht gekostet? Die Welt hat kulinarisch eine enorme Vielfalt zu bieten – probieren Sie alles, was geht!

9. **Verwenden Sie möglichst oft frische, unverarbeitete und mit »allen Sinnen getestete« Nahrungsmittel.** Das kann den kulinarischen Genussfaktor erhöhen und Ihrem Körper guttun. Und nur so lernen Sie die Lebensmittel in ihrer reinen »Ursprungsform« kennen – und können den intuitiven Vergleich ziehen, ob Sie Lebensmittel frisch oder in – wie auch immer – verarbeiteter Form lieber mögen. Denn was gesünder oder besser ist, entscheiden nur Sie.

10. **Stark verarbeitete Lebensmittel und Getränke mit den Bezeichnungen »light«, »Diät«, »ohne Zucker«, »kalorienarm« und »fettreduziert« können die kulinarische Intelligenz Ihres Körpers stören,** den Wert von Nahrungsmitteln korrekt einzuschätzen. Machen Sie daher den rein gefühlten Geschmackstest frei von »gesunder Ernährungspropaganda« und probieren Sie unbedingt auch die »echten« Vollversionen dieser Produkte. Entscheiden Sie anschließend ehrlich und im wahrsten Sinne intuitiv aus dem Bauch heraus, was Ihnen besser schmeckt und ein besseres Gefühl vermittelt.

11.  Reizen Sie gelegentlich Ihr Hungergefühl aus, bis Sie »vor Hunger sterben«. Lassen Sie dann in entsprechend privatem Umfeld Ihrer gesteigerten Esslust »verstandesbefreit« und ohne Beachtung gesellschaftlicher Normen und Konventionen freien Lauf. Essen Sie genau so, wie Sie es wollen. Mit allem Drum und Dran. Mit vollem Genuss*. Auch mit »gesellschaftlich inakzeptablen« Körperlauten & Verhaltensweisen – was auch immer das im Einzelfall bedeuten mag … Viel lukullischen Spaß dabei!

\* Forscher der Cornell University haben 2015 untersucht, wie sich das Essverhalten der »Mindlessly Slim«, also der »natürlich (gedankenlos) Schlanken«, von Diätlern, Essgrüblern und Überbewusst-Essern unterscheidet – ganz einfach: Sie hören stärker auf die inneren Signale des Körpers, essen also intuitiv und: Der Genuss steht im Fokus. Und wer das Leben genießt, lebt länger – das hat natürlich auch die Wissenschaft erforscht (Studie des University Colleges of London, publiziert im British Medical Journal, 2016). Na dann …

## WDR Quarks – das 2019er-Essperiment
### »Intuitiv essen«

Am 06. August 2019 wurde in Deutschlands Wissenschaftssendung Nummer eins das Ergebnis eines bis dato einzigartigen Ernährungsexperiments im deutschen Fernsehen ausgestrahlt, bei dem Autor Knop als Experte für intuitives Essen Redaktion und Teilnehmer beriet: Knapp 30 Personen haben ihr bisheriges, von Restriktionen, Verzicht, Diäten und Ernährungsregeln geprägtes Essverhalten umgestellt auf intuitives Essen – fast alle haben danach aufgrund ihrer positiven Erfahrungen beschlossen: Wir bleiben dabei!

# 27

## NEUE STUDIEN ZUR INTUITIVEN ERNÄHRUNG

**Noch ein Studiennachtisch gefällig?** Für alle Leser(innen) mit einem »Schuss Restskepsis« beim Vertrauen in den eigenen Körper folgen nach den elf Essenzen noch mehr als ein Dutzend aktueller Studien aus 2012–18, die das intuitive Essen wissenschaftlich erforscht haben:

2016 kam eine Studie der »Obesity Society« nach Analyse der Daten von mehr als 60.000 Probanden (m/w) zu folgendem Ergebnis: Intuitives Essen (IE) korreliert invers mit Übergewicht und Fettleibigkeit. Der Zusammenhang »je mehr IE, desto weniger Übergewicht & Adipositas« unterstreiche die Wichtigkeit von IE. Obwohl keine Kausalität dieser Beziehungen abgeleitet werden kann, deuten die Daten darauf hin, dass

IE eine relevante Rolle sowohl bei der Prävention als auch Behandlung von Fettleibigkeit einnimmt. [1]

Ebenfalls 2016 ergab eine US-Militärstudie: Mit steigendem Vertrauen in »Hunger- & Sattheitssignale« sank die Wahrscheinlichkeit von Übergewicht (1 Punkt mehr = 34 % weniger). [2]

Ein systematischer Review aus 2016 untersuchte 24 Studien und fasste das Ergebnis wie folgt zusammen: IE war bei erwachsenen Frauen mit zahlreichen psychosozialen Faktoren positiv assoziiert, so beispielsweise mit weniger Essstörungen, einem besseren Körpergefühl und mehr emotionaler Stabilität. Da auch hier – wie fast immer in der Ernährungsforschung – nur Korrelationen vorlagen, empfehlen die Autoren weitere Studien, um zu bestätigen, ob IE tatsächlich Essstörungen reduzieren und die »Psychogesundheit« von Frauen verbessern kann. [3]

Bereits 2015 konnten Wissenschaftler zeigen: Frauen mit einem hohen IE-Level hatten einen signifikant niedrigeren BMI als Frauen mit mittlerem und niedrigem IE-Level. Um ein gesundes Gewicht zu erreichen, sei IE besser als »restriktives Kalorienzählen«. [4] Vertrauen Mütter auf IE, so hat das einen positiven Einfluss auf die selbst-regulierende Ernährung des Kindes. [5] Bestätigt wurden diese Erkenntnisse 2016: Üben die Eltern Druck beim Essen auf ihre Kinder aus, so ist dies häufig mit problematischem Essverhalten als junge Erwachsene verbunden. [6]

Schon ein Jahr vorher, 2014, kamen Studien zu vergleichbaren Ergebnissen: Eine Analyse von 26 Studien konnte zeigen, dass konsistente Korrelationen sowohl zwischen IE und besserer »Psychogesundheit« als auch zwischen IE und niedrigerem BMI vorliegen. [7] Auch wenn weitere Forschung erforderlich ist, könnte IE bereits auf Basis der vorliegenden Daten vielversprechender und realistischer sein als konventionelle Methoden, um Übergewicht und Adipositas zu behandeln, so die Conclusio einer weiteren Studie. [8]

Das gilt gemäß einer 2012er-Studie nicht nur für Frauen: IE ist ein vielversprechendes Instrument zum Gewichtsmanagement und zur Gewichtsreduktion auch bei Männern. IE könnte beim »starken Geschlecht« gar möglicherweise auch motivierend wirken, mit Sport zu beginnen. [9]

Auch »mittelalte« (40–50 Jahre) Frauen aus Neuseeland profitieren von IE: Achten die Damen beim Essen auf ihre Körpergefühle Hunger und Sättigung, so korreliert dies stark mit einem niedrigeren BMI. Die Forscher stellen die – absolut berechtigte – Frage nach der Kausalitätsrichtung: Macht IE schlank oder vertrauen Schlanke auf IE? [10] Auch bei jungen Erwachsenen (25 Jahre) zeigte sich diese inverse Korrelation »je mehr IE, desto niedriger der BMI« – und nicht nur das, denn ebenso sanken mit hohem IE-Wert die Raten an Essstörungen und weitere gesundheitsschädliche Parameter. Die Empfehlung der Autoren lautet konsequenterweise: Klinikärzte sollten mit ihren jungen erwachsenen Patienten das IE-Konzept besprechen, um bessere, gesündere gewichtsrelevante Ergebnisse zu erzielen. [11]

Das (vor-)letzte Wort haben die Autoren einer Studie der »Academy of Nutrition and Dietetics« aus 2014: Zusammenfassend ist festzustellen, dass in Studien, in denen zu IE ermutigt wurde, positive Effekte auf die Probanden beobachtet wurden: Ungesunde Verhaltensweisen zur Gewichtskontrolle werden aufgegeben, die metabolische Fitness wird verbessert, die Zufriedenheit mit dem eigenen Körper, Selbstachtung und die psychische Gesundheit gesteigert sowie Psychostress gemindert. Das Fazit der Forscher auf Basis ihres Reviews lautet: Es sollten besser Programme gefördert werden, die ein nicht-restriktives Essverhalten, Körperakzeptanz und Gesundheit fokussieren anstatt Gewichtsverlust. [12]

Dem entspricht eine der aktuellsten Publikationen aus dem August 2018, in der anhand von fast 1.000 College-Student(inn)en folgende Fragestellung analysiert wurde: »Hilfreich oder schädlich? Selbstwiegen und Kalorienzählen im Vergleich zu intuitivem Essen im Hinblick auf Symptome von Essstörungen.« Das Ergebnis spricht klar pro IE, denn die Forscher resümieren: »Die Kultivierung von IE im Rahmen der Gesundheitsförderung könnte zu positiven ernährungsbezogenen Ergebnissen führen, die sich dann wiederum auf die ganzheitliche Gesundheit dieser Bevölkerungsgruppe auswirken könnten.« [13]

Zu einem vergleichbaren Fazit kamen im Januar 2019 auch Forscher der Universität Salzburg, die in ihrer Studie zur Förderung von IE an 46 Probanden nach acht Wochen Studiendauer feststellten: Die Teilnehmer verloren signifikant an Gewicht, was auch vier Wochen nach Abschluss der Studie noch messbar war. Des Weiteren konnten sie ihr Essverhalten verbessern: Sie aßen nicht mehr aufgrund »Emotional Eating« (also Essen ohne Hunger, zur Seelenfütterung/aus psychischen Gründen), sondern lernten wieder, stärker auf die körpereigenen intuitiven Signale Hunger und Sättigung zu hören. So sei es den Studienautoren zufolge machbar, den Fokus wieder mehr sowohl auf Lust und Freude am Essen als auch auf den Geschmack von Speisen zu richten und nicht auf die banale Reduktion von Kalorien – und das trotz stabilem Gewichtsverlust. [14]

In diesem Sinne: Gutes Vertrauen in Ihren Körper!

Das sieht im Übrigen auch der weltbeste Ironman Jan Frodeno so, denn auch er empfiehlt, intuitiv zu essen: »Jeder sollte das essen, worauf er Lust hat. Schließlich betrügt uns unser eigener Körper nie. Wirklich nie! Im Gegenteil: unser Körper sagt uns ganz genau, was er gerade braucht. Man sollte auf ihn hören und lernen ihn richtig zu verstehen.« Die konkreten Infos zu seiner ganz persönlichen Ultrahochleistungssportlerdiät seien für andere irrelevant, das betont er am Ende des FOCUS-Interviews im September 2018 explizit erneut: »Wie gesagt: Jeder sollte aber das essen, worauf er Lust hat. Schließlich betrügt uns unser eigener Körper nie.«

## QUELLEN

[1] Camilleri et al. Intuitive eating is inversely associated with body weight status in the general population-based NutriNet-Santé study. Obesity (Silver Spring). 2016 May;24(5):1154–61.

[2] Cole et al. Normal Weight Status in Military Service Members Was Associated With Intuitive Eating Characteristic. Mil Med. 2016 Jun;181(6):589–95.

[3] Bruce et al. A systematic review of the psychosocial correlates of intuitive eating among adult women. Appetite. 2016 Jan 1;96:454–72.

[4] Gast et al. Intuitive eating: associations with physical activity motivation and BMI. Am J Health Promot. 2015 Jan–Feb;29(3):e91–9.

[5] Tylka et al. Maternal intuitive eating as a moderator of the association between concern about child weight and restrictive child feeding. Appetite. 2015 Dec;95:158–65.

[6] Ellis et al. Recollections of pressure to eat during childhood, but not picky eating, predict young adult eating behavior. Appetite. 2016 Feb 1;97:58–63.

[7] Van Dyke et al. Relationships between intuitive eating and health indicators: literature review. Public Health Nutr. 2014 Aug;17(8):1757–66.

[8] Cadena-Schlam et al. Intuitive eating: an emerging approach to eating behavior. Nutr Hosp. 2014 Oct 3;31(3):995–1002.

[9] Gast et al. Are men more intuitive when it comes to eating and physical activity?. Am J Mens Health. 2012 Mar;6(2):164–71.

[10] Madden et al. Eating in response to hunger and satiety signals is related to BMI in a nationwide sample of 1601 mid-age New Zealand women. Public Health Nutr. 2012 Dec;15(12):2272–9.

[11] Denny et al. Intuitive eating in young adults. Who is doing it, and how is it related to disordered eating behaviors?. Appetite. 2013 Jan;60(1):13–9.

[12] Schaefer et al. A review of interventions that promote eating by internal cues. J Acad Nutr Diet. 2014 May;114(5):734–60.

[13] Romano et al. Helpful or harmful? The comparative value of self-weighing and calorie counting versus intuitive eating on the eating disorder symptomology of college students. Eat Weight Disord. 2018 Dec;23(6):841–48.

[14] Schnepper et al. A combined mindfulness–prolonged chewing intervention reduces body weight, food craving, and emotional eating. J Consult Clin Psychol. 2019 Jan;87(1):106–11.

# 28

## Best-of: 50 Ernährungsmythen

Neben Berichterstattungen zu intuitivem Essen entlarven viele Medien sehr gern gängige Ernährungsmythen. Dazu wurde Autor Uwe Knop bereits häufig interviewt. Eine »kulinarische Komposition« der beliebtesten Best-of-Ernährungs(nase)weisheiten finden Sie online unter:

www.echte-esser.de/koerpernavigator.html

# 29

## DER AUTOR

Uwe Knop ist Diplom-Oecotrophologe und hat für seine bisherigen Bücher mehr als 5.000 aktuelle Studienergebnisse der Jahre 2007–2019 analysiert.

Seine unverblümte Offenlegung der Schwachpunkte der Ernährungswissenschaft, seine klare Art, den Finger in die Wunde der Oecotrophologie zu legen, macht ihn zum gefragten Interviewpartner besonders für Investigativmedien.

### VORTRÄGE/GASTREDNER

Daneben hält Knop auch **Vorträge zu Ernährungsthemen** überall dort, wo sich Institutionen, Verbände und Gesellschaften trauen, gängige Ernährungsweisheiten zu demontieren, um den Blick frei zu machen für das Wesentliche: faktenfokussierte Wissenschaft auf Basis aktueller Studien. So war er

Gastredner beispielsweise auf den Jahrestagungen des Zentral-verbands des Deutschen Bäckerhandwerks e. V. und des Ver-bands der Ernährungswissenschafter Österreichs (VEÖ) sowie beim Schweizerischen Verband der Mütterberaterinnen (SVM) – hier referierte Knop zur Thematik »Schöne, neue Studienwelt – Kinderernährung zwischen Wahn, Wunsch und Wirklichkeit«. Dieser Vortrag kam bei den SVM-Mit-gliedern »sehr gut an und erhielt die höchste Bewertung aller Referenten«, so das Fazit von Arlette Rutschmann, Gruppen-leiterin Mütter- und Väterberatung SVM, nach Auswertung der 184 Rückmeldungen.

## INITIATOR/ORGANISATOR

Zusätzlich zu seinem Autoren-, Publizisten- und Gastredner-engagement war Knop gemeinsam mit Prof. Dr. Peter Naw-roth und Dr. Gunter Frank auch Initiator und Organisator des ersten »Heidelberger Symposiums für mehr Sinn und Rele-vanz in der Medizin«, das am 7. und 8. Februar 2019 in der Universität Heidelberg mit etwa 400 Teilnehmern stattfand.